Lea Alexa Seebo und Tim Bormann

GYMERA

FITNESSFORMEL

Das All-in-One Buch:
Alles, was du wissen musst, um dein Ziel zu erreichen.

Muskelaufbau

Fettreduktion

2. Auflage
© 2018 Gymera GbR

Umschlaggestaltung: Gymera GbR
Satz: Gymera GbR
Lektorat, Korrektorat: Manuela Di Franco, Books on Demand GmbH
Druck und Bindung: Books & Catalogues Ltd
Printed in Poland
ISBN 978-3-000-56437-6

Inhalt

»Das Geheimnis des Erfolges ist anzufangen.«
(Mark Twain)

Vorwort

Die Zeiten, in denen Übergewicht ein Zeichen von Wohlstand darstellte, sind längst vorbei. Das heutige Schönheitsideal ist eher schlank, aber vor allem sportlich und durchtrainiert. Kein Wunder, dass mittlerweile jeder achte Deutsche Mitglied in einem Fitnessstudio ist und eine Hassliebe zu Cardio-Geräten, Hanteln und sonstigem Fitnessequipment pflegt. Knapp über 10 Millionen Mitglieder verzeichnete der Arbeitgeberverband deutscher Fitness- und Gesundheits-Anlagen im Jahr 2016. Das entspricht einer Steigerung um 6,6 % gegenüber dem Vorjahr und nahezu einer Verdopplung seit dem Jahr 2006.

Es ist zum einen das wachsende Bewusstsein für Gesundheit, das Fitness zu einem wichtigen Teil unserer Lebenskultur gemacht hat, zum anderen aber auch die multimediale Präsenz trainierter Schönheitsideale, die uns ständig vor Augen führen, was möglich ist.

Willkommen im Fitnesszeitalter!

Wer diesem »Trend« folgen möchte, braucht im Grunde nichts weiter als Disziplin, an die Wunschfigur angepasste Workouts und eine zielorientierte, nährstoffreiche Ernährung. Das sagt und liest sich leicht, stellt aber die meisten Menschen vor eine auf Dauer nicht realisierbare Herausforderung – insbesondere, wenn eigenes Know-how in den Bereichen Fitness und Ernährung kaum oder gar nicht vorhanden ist. Der Fokus dieses Buches liegt auf Muskelaufbau und Fettreduktion. Die *Fitnessformel* richtet sich an Frauen, die einen straffen, definierten, weiblich muskulösen Körper bekommen oder lästiges Körperfett loswerden und etwas für ihre Gesundheit und ihr Wohlbefinden tun wollen. Sie richtet sich ebenso an Männer, die ordentlich an Muskelvolumen zulegen, Körperfett reduzieren und einen definierten, sportlichen Körper bekommen wollen. Wir zeigen dir nicht nur, wie genau du deine Ziele erreichst, sondern legen auch großen Wert darauf, dass du dich diesen gesund, nachhaltig und so schnell wie möglich näherst.

Woher der Name »Fitnessformel«? Damit ist keine mathematische Formel gemeint, sondern die perfekte Symbiose aller Faktoren, die entscheidend dafür sind, sein Ziel so schnell wie möglich zu realisieren. Das heißt für dich im Klartext, dass du dein ganz persönliches Fitnessziel viel schneller und unkomplizierter erreichst, wenn du von Beginn an sämtliche Parameter kennst und weißt, wie was wann zu tun ist und was du besser lassen solltest.

Welche Faktoren spielen hierbei eine Rolle? Erstens die Ernährung: Muskelaufbau und Fettreduktion stehen und fallen mit der richtigen Ernährung. Ohne diese erzielst du keine Erfolge. Zweitens das Workout: Für jedes individuelle Ziel gibt es das passende Training. Einfach nur Gewichte zu bewegen oder 'ne Runde zu joggen, reicht bei Weitem nicht aus, um seinem Ziel schnell näherzukommen.

Drittens die Disziplin: Wer sie stärkt und mit ihr umzugehen weiß, dem stehen alle Türen offen, und das nicht nur bezüglich Fitness. Gleichzeitig ist Disziplin aber auch der Faktor, an dem die meisten scheitern. Vor allem wenn Fortschritte auf sich warten lassen, sinkt die Motivation, und das Durchhaltevermögen lässt nach.

Wenn du von Beginn an mit dem umfangreichen Wissen eines erfahrenen Sportlers für dein Ziel kämpfst, verringert sich nicht nur die Verletzungsgefahr, sondern auch das Risiko, zu kapitulieren oder zu scheitern, sinkt rapide. Dank gezieltem Vorwissen kannst du zudem Anfängerfehler vorausschauend vermeiden und dadurch einen beachtlichen Zeitvorsprung gewinnen. Und schließlich erzielst du viel schneller sichtbare Erfolge, wenn du von Beginn an auch die auf dein Ziel abgestimmte Ernährung beherzigst. Alles in allem können wir dir versprechen, dass du sehr viel schneller an dein Ziel kommst, wenn du von Anfang an den Überblick hast.

Die *Fitnessformel* bietet dir geballtes Wissen ohne unnötige wissenschaftliche Erklärungen. Das Buch wurde von Anwendern für Anwender geschrieben. Wir wollen dich nachhaltig, gesund und schnell an dein Ziel bringen. Nach Lesen dieses Buches solltest du genau wissen, wie du dein persönliches Fitnessziel erreichst.

Wir erwarten sehr viel von unserem Körper. Straff und definiert soll er sein für den einen, muskulös für den anderen. Fettpolster sind nicht gern gesehen. Maßnahmen wie ein bisschen joggen und täglich eine Mahlzeit weniger bringen die Wenigsten ans gewünschte Ziel. Unter Frauen hält sich derweil der Irrglaube, dass Kraftsport immer mit männlichen Muskelbergen einhergeht. Dabei geht es auch bei Frauen nicht ohne Kraftsport, wenn die Ergebnisse (optisch) überzeugen sollen. Ganz gleich, was dein Ziel ist: Mit Kraftsport schaffst du das, was du mit einer Diät allein niemals erreichst – einen starken, straffen, definierten und wohlgeformten Körper zu erlangen. Weshalb das nur mithilfe von Kraftsport möglich ist, erklären wir dir in den folgenden Kapiteln.

Das erwartet dich außerdem auf den folgenden Seiten:

Wer vorhat, erfolgreich Kraftsport zu betreiben – sei es um Muskeln aufzubauen oder um definierter zu werden –, kommt um eine zielorientierte Ernährung nicht herum. Ohne eine an das Ziel angepasste Ernährung kein Muskelaufbau! Schließlich lässt sich auch kein Haus ohne Baumaterial errichten. Auch wenn du Körperfett reduzieren willst, ist die richtige Ernährung der Schlüssel zum Erfolg. Alle Schufterei nützt nichts, wenn man die Resultate zunichtemacht, indem man mehr Nahrung zu sich nimmt, als der Körper benötigt. Aber was ist genau die »richtige« Ernährung? Das erfährst du im Kapitel 1. Dieses bietet dir ein grundlegendes Verständnis dieses Themas und vermittelt dir ein Gefühl dafür, was dein Körper tatsächlich benötigt, um zu funktionieren.

Im Kapitel 2 zeigen wir dir unter anderem, was Krafttraining so besonders macht, welche Effekte sich damit erzielen lassen und warum es jeder praktizieren sollte. Wer denkt, jeder Kraftsportler sei »muskelbepackt« oder geradezu »monströs«, der wird eines Besseren belehrt. Wusstest du, dass es mehrere Arten von Krafttraining gibt, mit denen sich verschiedene (optische) Resultate erzielen lassen? Dass Krafttraining große Muskeln, aber auch schlanke, straffe und definierte Körper erschaffen kann? Ein weiteres Kernthema des Kapitels »Workout« ist das Thema Diäten. Vor allem Diäten, die fünf Kilo weniger in nur einer Woche versprechen, die sogenannten Radikaldiäten, werden hier genauer betrachtet. Wer schnell stark abnehmen will, greift fatalerweise häufig zu solch drastischen Mitteln. Ihnen ist nicht klar, dass man in der Regel nach solch einer Diät »fetter« ist als vorher. Wir erklären dir, wieso.

Nachdem du grundlegendes Wissen in den Bereichen Ernährung und Workout gewonnen hast, fehlt nur noch das Thema Kraftsport, bevor du alle Bereiche optimal kombinieren und endlich durchstarten kannst. Im Kapitel 3 geben wir dir das Handwerkszeug, um Kraftsport zu betreiben. Wir stellen dir sowohl in Bild- als auch in Textform die wichtigsten Übungen vor und wie diese richtig und ohne Verletzungsgefahr auszuführen sind. Du kannst unseren umfangreichen Pool an Übungen dafür nutzen, dir mit deinem gewonnenen Know-how eigene Trainingspläne zu erstellen. Natürlich kannst du aber auch die Trainingspläne im Anhang nutzen, die wir extra für dich angefertigt haben.

Zu guter Letzt setzen wir im Kapitel 4 gemeinsam das Erlernte in die Praxis um. Wir verraten dir detailliert, wie du dich ernährst, um die Ziele »Muskelaufbau« und »Fettreduktion« zu erreichen, und wie die sportlichen Komponenten auszusehen haben – inklusive explizit auf dein Ziel zugeschnittene Trainingspläne.

Stell dir vor, du könntest mit den Fingern schnipsen und am nächsten Tag wärst du bereit, dein Leben komplett auf den Kopf zu stellen und dauerhaft alles zu geben, um zu erreichen, was du dir schon ewig wünschst. »Spinnerei«, mögen die meisten denken. Doch wer versteht, dass diese Zauberkraft für jeden erlernbar ist, dem stehen plötzlich alle Türen offen, und nichts scheint mehr unmöglich.

Das Kapitel 5 beschäftigt sich mit genau dieser Zauberkraft. Du erfährst, wie du sie entdeckst und einsetzt – nicht nur für deine Fitness, sondern auch in der Freizeit, im Beruf und Studium, in der Schule, bei deiner Ausbildung und deinen Hobbys. Die Rede ist von Willenskraft und Disziplin. Wir verraten dir, wie auch du knallharte Disziplin für alle Lebensbereiche aufbauen, entwickeln und festigen kannst und einen Feedback-Loop kreierst, um zukünftige Ziele von vornherein mit höherer Wahrscheinlichkeit zu erreichen. Darüber hinaus geben wir dir in diesem Kapitel zahlreiche nützliche Tipps zum Thema Timing, Produktivität und Zeiteinteilung mit auf den Weg. Während der Ausbildung oder im Berufsleben kann es zeitlich eng werden. Dann ist man froh, abends mal zur Ruhe zu kommen. Bei einem Trainingsplan, der auf drei oder gar vier Trainingseinheiten pro Woche ausgelegt ist, verliert man dann schnell die Motivation. Oder gehörst du zu denen, die von vornherein behaupten, sie hätten schlichtweg keine Zeit für Sport? Falls ja: Hast du jemals Zeitmanagement betrieben? Das Gefühl, keine Zeit zu haben, entsteht dann, wenn wir es nicht schaffen, die Dinge zu tun, die uns wichtig sind. Wir erklären dir, wie du deine eigene Zeit managen und optimieren kannst.

Nimmt man eigentlich zu, wenn man nach 19 Uhr noch etwas isst? Helfen fettreduzierte Lebensmittel beim Abnehmen? Baue ich schneller Muskeln auf, wenn ich so oft wie möglich trainiere? Diese und zahlreiche andere Mythen kommen im Kapitel 6 zur Sprache. Du kannst von da an also entweder ordentlich »klugscheißern« oder dich still und heimlich freuen, dass du vieles einfach besser weißt.

Zuvor wurde es bereits erwähnt: Es gibt noch einen Anhang. Zusammen mit dem Kapitel 3 »Fitnessübungen« dient dieser als dein Handwerkskasten. Du findest dort ein ausführliches Glossar rund um Kraftsport, Ernährung und Gesundheit sowie eine umfangreiche Liste mit Nahrungsmitteln samt Nährstoffangaben, die von uns als »besonders geeignet« eingestuft wurden. Du kannst dir damit beispielsweise einen individuellen Ernährungsplan zusammenstellen. Zu guter Letzt findest du im Anhang auf dein Ziel maßgeschneiderte Trainingspläne.

Tipps und Tricks zum Lesen der Fitnessformel

✔ Mach sie zu deinem persönlichen Begleiter. Nutze die Notizseite am Ende eines jeden Kapitels, um das Wichtigste handschriftlich zusammenzufassen. So hast du später stets das Wichtigste auf einen Blick.

✔ Du wirst das ein oder andere neue Wort kennenlernen. Solltest du die Bedeutung in späteren Kapiteln wieder vergessen haben, wirf einen Blick in das ausführliche Glossar im Anhang.

✔ Mit dem Kauf der Fitnessformel hast du zusätzlich einen Zugang zu deinem persönlichen Bereich auf unserer Website erhalten. Dort findest du Ergänzendes zu vielen Themen sowie zahlreiche Vorlagen.

> Login:
>
> Öffne **www.gymera.de/member**
>
> Dein Passwort: **dwzz5eZL8**

Wir wünschen dir viel Freude beim Lesen der *Fitnessformel*!

Lea Alexa Seebo und Tim Bormann

»Du bist, was du isst.«
(Ludwig Feuerbach)

Ernährung

Wer sich bereits mit den Themen Fitness, Muskelaufbau und Ernährung beschäftigt hat, weiß, dass Training allein nicht ausreicht, um einen trainierten und gesunden Körper zu bekommen. Eine weit verbreitete Annahme besagt, dass das Training gerade einmal 30 % des Erfolgs ausmacht. Die restlichen 70 % kommen durch die richtige Ernährung. »Abs are made in the kitchen«, heißt es auch. Doch ist das wirklich so? Und wenn ja, warum eigentlich?

Fest steht: Auch wenn man noch so diszipliniert auf seine Ernährung achtet und Kalorien zählt, wird sich beim Muskelwachstum nicht viel tun. Dazu bedarf es unumstritten einer regelmäßigen Beanspruchung der Muskulatur. Darum halten wir es für übertrieben, der Ernährung im Bereich Muskelaufbau eine Wichtigkeit von 70 % zuzuschreiben. Anders sieht die Sache aus, wenn du nur dein Gewicht reduzieren willst oder während einer Definitionsphase. Hier sind allein mit einer Ernährungsumstellung große Erfolge zu erzielen. Und auch beim Muskelaufbau darf die Ernährung keinesfalls unterschätzt werden. Für das Wachstum der Muskeln ist eine ausreichende Energiezufuhr notwendig. Diese Energie wird dem Körper in Form von Kohlenhydraten, Fett und Eiweiß zugeführt. Letzteres spielt für das Wachstum der Muskulatur eine wesentliche

Rolle: Eiweiß (fachsprachlich: Protein) ist die Bausubstanz der Muskeln. Erhält dein Körper zu wenig Eiweiß, leidet das Muskelwachstum darunter.

Die eigentliche Frage ist also nicht, ob Training oder Ernährung wichtiger ist. Beides ergänzt sich und sorgt für einen optimalen Fortschritt. Mit dem Training setzt du Wachstumsreize in den Muskeln, und mit komplexen Kohlenhydraten, gesunden Fetten und ausreichend Eiweiß gibst du deinen Muskeln alles, was sie zum Wachsen benötigen.

Auf den folgenden Seiten erfährst du, was eine gesunde Ernährung ausmacht und was überhaupt komplexe Kohlenhydrate, gesunde Fette und Proteine sind. Wir zeigen dir, wie ungesund Zucker tatsächlich ist, worauf es beim Trinken ankommt, was es mit Superfood auf sich hat und ob Detox-Tees halten, was sie versprechen.

Nährstoffe

Mikro- und Makronährstoffe sind für die Gesundheit unabdingbar. Jeder hat die beiden Begriffe schon einmal gehört. Trotzdem wissen viele nichts damit anzufangen. Es handelt sich dabei um eine Unterteilung des Begriffs »Nährstoffe« in zwei Gruppen.

Zu den Makronährstoffen zählen Eiweiße, Fette und Kohlenhydrate. Sie sind das Basismaterial des menschlichen Körpers. Eiweiß bzw. Proteine machen durchschnittlich circa 44 % des Trockengewichts (Körpergewicht ohne Wasseranteil) aus, Fette circa 36 %. Bevor die Makronährstoffe über das Blut zu den Körperzellen transportiert und dort verwertet werden, müssen sie im Verdauungstrakt aufgespalten werden.

Mikronährstoffe sind dafür zuständig, die Stoffwechselfunktionen aufrechtzuerhalten. Sie liefern dem Körper aber keine Energie. Zu den Mikronährstoffen gehören Vitamine, Mineralstoffe und Spurenelemente.

Was sind eigentlich Kohlenhydrate, Fette und Eiweiße und in welchen Lebensmitteln findet man sie?

Kohlenhydrate

Kohlenhydrate sind neben Fetten und Eiweißen dafür zuständig, den Körper mit Energie zu versorgen. Die Energie wird in Kilokalorien oder Kilojoule gemessen. Kohlenhydrate liefern nur rund halb so viel Energie wie Fette. Ein Gramm Kohlenhydrate bringt es auf vier Kilokalorien. Sie bestehen aus Zuckermolekülen, was nicht bedeutet, dass sie automatisch süß schmecken (siehe Kartoffeln, Nudeln, Brot). Übrigens stecken Kohlenhydrate aufgrund des enthaltenen Zuckers auch in Obst.

Man unterscheidet drei Gruppen von Kohlenhydraten:

1. *Einfachzucker (Monosaccharide)*

   Dazu zählen Glukose (Traubenzucker), Fruktose (Fruchtzucker) und Galaktose (Schleimzucker). Man findet sie in Lebensmitteln wie Obst, Honig und Süßigkeiten.

2. *Zweifachzucker (Disaccharide)*

   Die wichtigsten Vertreter des Zweifachzuckers sind Haushaltszucker (Saccharose), Milchzucker (Laktose) und Malzzucker (Maltose), unter anderem zu finden in Milchprodukten, Bier und Backwaren.

3. *Mehrfach-/Vielfachzucker (Polysaccharide)*

   Man erkennt Mehrfach- oder Vielfachzucker, auch »komplexe Kohlenhydrate« genannt, geschmacklich daran, dass sie meist nicht süß schmecken. Die bekanntesten Polysaccharide sind Cellulose, Glykogen und Stärke. Sie enthalten in der Regel eine Menge Vitamine, Mineralstoffe, sekundäre Pflanzenstoffe sowie Ballaststoffe. Die wichtigsten Quellen für komplexe Kohlenhydrate sind Kartoffeln, Hülsenfrüchte, Vollkornprodukte und Gemüse. Besonders für Sportler sind diese Nährstoffe optimal, da sie während der Verdauung erst in ihre Bestandteile zerlegt werden und den Körper so über einen längeren Zeitraum mit Energie versorgen. Das Sättigungsgefühl hält ebenfalls länger an.

Für die Energiegewinnung benötigt unser Körper Glukose. Einfachzucker werden direkt aufgenommen; die darin enthaltene Fruktose und Galaktose werden in der Leber zu Glukose umgewandelt. Zweifach- und Mehrfachzucker müssen erst in Einfachzucker aufgespalten werden, bevor sie verwertet werden können. Die gewonnene Glukose wird in Glykogen umgewandelt und gespeichert. Wenn Muskeln arbeiten, wird Glykogen abgebaut. Daraus bezieht der Organismus also seine Energie. Ist dieser relativ kleine, für uns nicht sichtbare Speicher voll, werden überschüssige Kohlenhydrate in Fett umgewandelt und im Fettgewebe eingelagert. Übergewicht kann die Folge sein.

Der Verzehr von kohlenhydratreichen Lebensmitteln lässt den Blutzuckerspiegel ansteigen. Wie stark, hängt vom Lebensmittel ab bzw. von den darin enthaltenen Kohlenhydraten. Ein Maß dafür, wie stark ein einzelnes Lebensmittel den Blutzuckerspiegel ansteigen lässt, ist der »glykämische Index« (GI). Der glykämische Index ordnet jedem kohlenhydrathaltigen Lebensmittel einen Wert bis maximal 100 zu. Je höher der GI, desto stärker fällt der Blutzuckeranstieg aus. Dabei gelten Werte zwischen 70 und 100 als hoch, Werte zwischen 55 und 69 als mittelhoch und Werte von 55 und weniger als niedrig.

Wieso ist die Kategorisierung nach Blutzuckeranstieg sinnvoll? Ein Anstieg des Blutzuckers ist immer mit einem Anstieg der Insulinausschüttung verbunden, denn Insulin senkt den Blutzuckerspiegel wieder. Eine besonders hohe Ausschüttung von Insulin erfolgt bei einem sehr starken Blutzuckeranstieg. Es sorgt dafür, dass dieser schnell wieder abfällt. Hierbei kann es zu Heißhungerattacken und Konzentrationsschwächen kommen. Ebenso fatal ist die Tatsache, dass Insulin die Einlagerung von Fett in den Fettzellen fördert und gleichzeitig den Fettabbau blockiert. Wer eine Gewichtszunahme vermeiden oder gar abnehmen will, sollte also dafür sorgen, den Blutzuckerspiegel auf einem konstanten Niveau zu halten und sich vorrangig an Lebensmitteln mit einem niedrigen und mittleren glykämischen Index bedienen.

Anders beim Sport: Nach einem kräftezehrenden Workout sind Lebensmittel mit einem hohen glykämischen Index sogar sinnvoll. Sie füllen die entleerten Energiespeicher wieder auf und sorgen so für eine schnellere Regeneration. Eine Liste ausgewählter Lebensmittel samt ihrem glykämischen Index findest du im Anhang auf den Seiten 238 und 239.

Fett

Fett ist Energielieferant und zugleich Geschmacks- und Aromastoffträger. Das ist der Grund, weshalb fetthaltige Nahrungsmittel oftmals intensiver schmecken. Mit neun Kilokalorien pro Gramm enthält Fett mehr als doppelt so viele Kilokalorien als Kohlenhydrate, es ist aber Energiequelle Nummer 2, wenn es um Sport geht. Während des Trainings wird die benötigte Energie vorrangig aus Kohlenhydraten bezogen. Nichtsdestotrotz benötigt der Körper Fett für lebensnotwendige Vorgänge wie zum Beispiel für die Aufnahme der fettlöslichen Vitamine A, D, E und K.

Gesättigte und ungesättigte Fette

Man unterscheidet Fette nach ihrem Aufbau. So gibt es gesättigte und ungesättigte Fette. Erstere liefern auch Energie, sind aber im Übermaß ungesund für den Körper, weil sie sich in den Zellmembranen einlagern und dadurch den Stoffwechsel verlangsamen. Enthalten sind sie vor allem in fettem Fleisch, fetter Wurst, Chips, Schokolade, Fertiggerichten, Käse und Sahne. Ungesättigte Fette sind für den Körper wesentlich gesünder als gesättigte Fettsäuren. Zudem können sie durch Verdauungsenzyme besser aufgespalten werden und sind somit leichter verdaulich. Ungesättigte Fette lassen sich wiederum in einfach und mehrfach ungesättigte Fette unterscheiden.

Einfach ungesättigte Fette

Einfach ungesättigte Fette sind vor allem in Olivenöl, Avocados und Nüssen enthalten. Im besten Fall nehmen sie etwa 45 % der Fettsäureverteilung der Nahrung ein. Die durchschnittlich verzehrte Menge ungesättigter Fette liegt jedoch bei gerade einmal 25 %. Es ist also ratsam, einen Teil der gesättigten Fettsäuren durch ungesättigte zu ersetzen. Da der Körper sie selbst bilden kann, werden sie als »nicht essentiell« bezeichnet.

Mehrfach ungesättigte Fette (Omega-3- und Omega-6-Fettsäuren)
Mehrfach ungesättigte Fette lassen sich nicht selbst vom Körper herstellen und sind deshalb essentieller Bestandteil unserer Nahrung. Auch hier lassen sich wieder zwei Gruppen unterscheiden: Omega-6-Fettsäuren (z. B. in zahlreichen Pflanzenölen wie Sonnenblumen- und Distelöl sowie in Chia-Samen enthalten) und Omega-3-Fettsäuren (in zahlreichen Pflanzenölen wie Lein- oder Rapsöl und vielen fettreichen Fischarten wie Lachs, Hering, Forelle enthalten). Omega-3-Fettsäuren haben den Ruf, sich positiv auf das Herz-Kreislauf-System auszuwirken. Mehrfach ungesättigte Fette sind vor allem zum Aufbau von Zellmembranen notwendig. Ein Mangel beeinträchtigt u. a. den Stoffwechsel.

Transfettsäuren
Neben gesättigten und ungesättigten Fettsäuren gibt es eine weitere Gruppe von Fetten: Transfettsäuren. Man unterscheidet zwischen natürlichen Transfetten, wie sie in Milchprodukten vorkommen, und Transfetten, die ihren Ursprung in der industriellen Fettverarbeitung haben. Letztere gelten als äußerst gesundheitsgefährdend und entstehen bei der Härtung von Fetten, um flüssige Fette streichfähig zu machen. Gehärtete Fette (= Transfette) können sich unter anderem in Butter, Margarine, Konfekt, Nuss-Nougat-Cremes, Erdnussbutter und gerösteten Nüssen befinden. Auch Frittierfette enthalten Transfettsäuren, da sie häufig hoch erhitzt werden. Transfette findet man in allen frittierten Lebensmitteln wie Pommes frites, Kartoffelchips und Knabbersachen. Wenn ein Imbiss stark nach Fett riecht, sei dringend dazu geraten, ihn zu meiden!

Doch warum sind Transfette so schlecht? Über einen langen Zeitraum eine große Menge an gehärteten Fetten zu sich zu nehmen, führt auf Dauer zu einem gestörten bzw. eingeschränkten Fettstoffwechsel. Nicht nur Übergewicht kann die Folge sein, sondern auch ein deutlicher Anstieg der Blutzuckerwerte. Transfette gelten daher als wesentliche Faktoren bei der Entstehung von Diabetes und beeinflussen zudem die Cholesterinwerte negativ: Das »gute« HDL-Cholesterin fällt (verantwortlich für den Schutz der Zellen vor Entzündungsprozessen), und das »schlechte« LDL-Cholesterin steigt an. Letzteres wird mit einem hohen Schlaganfall-, Arteriosklerose- und Herzinfarktrisiko in Zusammenhang gebracht. Und nicht nur das: Sogar die körperliche und geistige Leistungsfähigkeit kann durch den übermäßigen Konsum gehärteter Fette sinken, da die Versorgung der Zellen mit Sauerstoff über die Blutbahn beeinträchtigt werden kann. Nicht zuletzt kann es durch eine eingeschränkte Nährstoffaufnahme zu einem Vitamin- und Mineralstoffmangel kommen.

Gehärtete Fette und Transfettsäuren sind als Nahrungsmittelzusätze in einigen Ländern bereits eingeschränkt oder sogar verboten. In Deutschland sind sie erlaubt.

Eiweiß

Proteine, im Volksmund auch Eiweiß genannt, sind Baustoffe für Zellen und Gewebe, zum Beispiel Muskelfasern, Organe und Blut. Auch Enzyme, verschiedene Hormone und die Antikörper unseres Immunsystems sind aus Proteinen aufgebaut. Sie sind nicht nur elementarer Baustein allen Lebens, sondern mit vier Kilokalorien pro Gramm auch ein wichtiger Energielieferant.

Chemisch betrachtet bestehen Proteine in der Nahrung aus langen Ketten, den sogenannten Aminosäuren. Einige dieser Aminosäuren kann der Körper selbst bilden (= nicht essentiell), andere nicht. Letztere bezeichnet man als essentielle Aminosäuren. Sie müssen dem Körper in Form von Nahrung zugeführt werden.

Neben der Menge kommt es auch auf die Qualität des Eiweißes an. Man spricht hier von der biologischen Wertigkeit. Dabei gilt: Je ähnlicher das aufgenommene dem körpereigenen Protein ist, desto hochwertiger ist es. Besonders gut verwertbar sind Proteine aus fettarmen Milchprodukten, Eiern und fettarmem Fleisch. Eiweiß steckt aber auch in pflanzlichen Lebensmitteln wie Getreideflocken, Kartoffeln, Hülsenfrüchten usw. Die Kombination aus tierischen und pflanzlichen Proteinen kann zu einer höheren biologischen Wertigkeit führen, da sich die Proteine gegenseitig ergänzen.

Auf Verpackungen von Proteindrinks ist oftmals zu lesen: »Besonders hochwertiges Eiweiß«. Hier sollte genauer hingeschaut werden: Die enthaltenen »hochwertigen« Eiweiße sind häufig strukturell stark verändert (denaturiert) und beinhalten chemische Substanzen wie künstliche Aromen und Farbstoffe, die den Organismus belasten. Je stärker denaturiert wurde, umso schwerer hat es der Körper, das Eiweiß aufzuspalten.

Da die Muskulatur zu einem großen Teil aus Eiweißen gebildet wird, liegt es auf der Hand, dass die richtige Eiweißmenge für den Muskelaufbau von erheblicher Bedeutung ist. Damit die Muskeln wachsen, sollte dem Körper mehr Eiweiß als normal zugeführt werden. 0,8 Gramm Eiweiß pro Kilogramm Körpergewicht wird Erwachsenen von der Deutschen Gesellschaft für Ernährung empfohlen. Dies trifft allerdings auf nicht trainierende Menschen zu und reicht gerade so aus, um die vorhandene Muskelmasse zu erhalten. Bei (Kraft-)Sportlern ist die empfohlene Menge deutlich höher. Ihnen sei geraten, täglich zwischen 1,5 und 2 Gramm Eiweiß pro Kilogramm Körpergewicht zu sich zu nehmen.

Protein als Nahrungsergänzung

Tierisches oder pflanzliches Protein

Tierisches Eiweiß ist dem menschlichen Eiweiß ähnlicher und wird somit besser aufgenommen als pflanzliches. Daher punktet es mit einer höheren biologischen Wertigkeit. Es enthält allerdings auch einen höheren Anteil an gesättigten Fettsäuren und Purinen (Eiweißverbindungen), die bei genetischer Vorbelastung den Harnsäurespiegel im Blut steigen lassen können. Eine mögliche Folge ist Gicht. Pflanzliche Proteine besitzen eine niedrigere biologische Wertigkeit, sind aber nahezu cholesterinfrei und enthalten deutlich mehr ungesättigte Fettsäuren. Außerdem können sie mit anderen pflanzlichen Proteinquellen kombiniert werden, sodass sich ihre biologische Wertigkeit erhöht. Nicht zuletzt liefern sie zahlreiche sekundäre Pflanzenstoffe und Ballaststoffe, die nicht nur gut sättigen, sondern auch die Verdauung fördern.

Wir empfehlen eine ausgewogene Kombination aus pflanzlichen und tierischen Proteinen, damit alle Vorteile genutzt werden können. Den Verzicht auf tierische Produkte halten wir nicht für gesundheitsgefährdend, sondern aus ethischen und ökologischen Gründen für äußerst lobenswert.

Was ist eigentlich Whey-Protein und Casein?

Wer Eiweiß zusätzlich in Form von Shakes zu sich nehmen möchte, stößt zwangsläufig auf die Begriffe »Whey« und »Casein«. Whey-Protein (whey = engl. für Molke) gilt als ein vom Körper schnell aufnehmbares Eiweiß. Daher ist es ideal für die Einnahme vor oder unmittelbar nach dem Workout. Man unterscheidet zwischen Whey-Isolat und -Konzentrat. Es handelt sich hierbei um verschiedene Reinheitsgrade. Beim Konzentrat beträgt dieser circa 80 %, beim Isolat sind es 90 %. In der Regel ist Isolat daher etwas teurer.

Casein wird wie Whey aus Milchprodukten gewonnen. Die Aufnahme des Eiweißes im Blutkreislauf geschieht allerdings langsamer als beim Whey-Protein; so erfolgt ein stetiger Zustrom von Aminosäuren im Blut. Gerade vor dem Zubettgehen kann dies vorteilhaft sein, um den Körper in der Nacht mit ausreichend »Muskel-Baumaterial« zu versorgen.

Es hält sich standhaft das Gerücht, dass zu viel Eiweiß den Nieren schadet, da überschüssiges Eiweiß unter anderem zu Harnstoff umgebaut und über die Nieren ausgeschieden wird. Gesunde Nieren werden dadurch nicht geschädigt. Bei Nierenerkrankungen sollte man jedoch auf erhöhten Eiweißkonsum verzichten.

Lebenselixier Wasser

Auch wenn sich unser Körper nicht so anfühlt, besteht er doch zu zwei Dritteln aus Wasser. Mit zunehmendem Alter nimmt der Wasseranteil ab, was auf eine Zunahme von Fettgewebe und dem altersbedingten Umbau des Bindegewebes von »wasserreich« zu »wasserarm« zurückzuführen ist. Vor allem Blut, Gehirn, Leber, Muskelzellen und die Haut enthalten viel Wasser. Der Mensch könnte ohne feste Nahrung mehrere Wochen überleben – ohne Wasser jedoch nur wenige Tage. Die Aufgaben des Wassers im Körper sind vielseitig:

Lösungs- und Transportmittel
Der größte Teil des aufgenommenen Wassers wird benötigt, um Nährstoffe in die Zellen zu transportieren und Schadstoffe, Gifte und Stoffwechselablagerungen über Nieren, Leber und Darm aus dem Körper abzutransportieren.

Wärmeregulierung
Wasser ist maßgeblich an der Regulierung der Körpertemperatur beteiligt. Gerade bei starker körperlicher Belastung produziert der Körper viel überschüssige Hitze, sodass es schnell zu Körpertemperaturen von über 41 Grad Celsius kommen könnte. Um das zu verhindern, fängt der Körper an zu schwitzen. Etwa zwei Millionen Schweißdrüsen sorgen für einen dünnen Wasserfilm auf der Haut. Wenn dieser verdunstet, entsteht die sogenannte Verdunstungskälte, die den Körper abkühlt. Ein 70 Kilogramm schwerer Sportler kann bis zu 1,8 Liter Schweiß pro Stunde produzieren.

Über den Tag verteilt sollten je nach Größe und Gewicht mindestens zwei bis drei Liter Wasser aufgenommen werden. Bei ausgewogener Ernährung ist circa ein Liter davon in der aufgenommenen Nahrung gebunden, ein kleiner Teil entsteht bei Stoffwechselprozessen im Körper selbst. Schließlich bleiben etwa zwei Liter Wasser pro Tag, die getrunken werden sollten, je nach sportlicher Betätigung auch deutlich mehr.

> **Quick-Tipp:**
> 2 % Wassermangel, bezogen auf das Körpergewicht, bewirken einen Abfall der körperlichen Leistungsfähigkeit von bis zu 20 %. Ein Wassermangel von 5 % sorgt dafür, dass das Blut dickflüssiger wird und langsamer fließt. Es kann zu Kopfschmerzen kommen. Ein Wasserverlust von 20 % und mehr kann zum Tod führen.

Es ist entscheidend, dass Wasser über den Tag verteilt in kleinen Portionen aufgenommen wird, denn im Durchschnitt können pro Stunde nur 200 bis 400 Milliliter Wasser vom Körper verwertet werden (bei körperlicher Anstrengung mehr). Überschüssiges Wasser wird ausgeschieden.

Unsere Tipps zum (regelmäßigen) Wassertrinken

✔ Gewöhne dir an, morgens gleich nach dem Aufstehen ein großes Glas lauwarmes Wasser zu trinken, um den Flüssigkeitsverlust, zu dem es über Nacht kommt, auszugleichen.

✔ Wer viel Zeit am Schreibtisch verbringt, sollte immer eine Flasche Wasser in greifbarer Nähe haben.

✔ Auch unterwegs solltest du immer mit einer kleinen Flasche Wasser gerüstet sein. Generell gilt: immer und überall Wasser parat haben.

✔ Um etwas Abwechslung zu schaffen, kannst du dem Wasser Geschmacksträger wie Zitronenscheiben, Ingwer, Minze, Basilikum, Rosmarin, Thymian oder auch Beeren hinzugeben. Sogar Gewürze wie Zimt oder Vanille schmecken super in Kombination mit Wasser!

✔ Geschickt platzierte Post-its mit der Aufschrift »TRINKEN!« können wahre Wunder wirken und zur richtigen Zeit am richtigen Ort ans Trinken erinnern.

✔ Es gibt zahlreiche Apps, die dir ebenfalls behilflich sein können. Meistens geben sie dir auch die Möglichkeit zu protokollieren, wie viel Wasser du bereits zu dir genommen hast.

Wasser ist nicht gleich Wasser

Man unterscheidet fünf Qualitäten von Wasser: Trinkwasser, Quellwasser, Tafelwasser, Mineralwasser und Heilwasser.

Trinkwasser

Auch bekannt als Leitungswasser, entstammt Trinkwasser aus
unterschiedlichen Wasservorkommen: Oberflächen-, Quell- und
Grundwasser. Es ist, verglichen mit Mineralwasser, relativ arm an
Mineralstoffen. Deutsches Trinkwasser ist offiziell zum Trinken und
Kochen geeignet. Wer jedoch auf Nummer sicher gehen will, sollte
sich ein Wasserfiltersystem anschaffen. Denn durch alte, marode
Wasserleitungen kann es zur Aufnahme von Schadstoffen kommen.

Quellwasser

Quellwasser zeichnet sich dadurch aus, dass es direkt am Ort der
Quelle abgefüllt wird. Es wird aus schadstoffgeschützten, unterir-
dischen Wasservorkommen entnommen. Im Laufe der Zeit sickert
Oberflächenwasser durch zahlreiche Gesteinsschichten und wird
so auf natürliche Weise gefiltert. Außerdem nimmt es dabei viele
Spurenelemente und Mineralsalze auf. Zusätzliche Filtertechniken
oder chemische Zusätze zur Aufbereitung des Wassers dürfen bei
Quellwasser nicht verwendet werden.

Tafelwasser

Meistens besteht Tafelwasser aus Trinkwasser, das mit weiteren Zutaten angereichert wurde. Genau genommen gilt es als »künstlich«
hergestelltes Erfrischungsgetränk. Für industriell hergestellte Tafel-
wässer, wie sie unter anderem für Cola, Fanta und Sprite verwendet werden, wird das örtlich zur Verfügung stehende Trinkwasser
größtenteils demineralisiert (= die Inhaltsstoffe werden entzogen)
und anschließend mit einer bestimmten Menge an Mineralstoffen
künstlich wieder angereichert. Somit ist der Geschmack nicht vom
Abfüllort abhängig und lässt sich jederzeit regulieren.

Mineralwasser

Als Mineralwasser bezeichnet man Grundwasser, das besondere Kriterien erfüllt: Es muss aus unterirdischen Vorkommen stammen, direkt am amtlich anerkannten Gewinnungsort abgefüllt werden, der prozentuale Anteil der Inhaltsstoffe darf nur unwesentlich schwanken, und es muss ohne zusätzliche Aufbereitung eine bestimmte Reinheit besitzen. Bis auf Eisen-, Schwefel-, Mangan- und Arsenverbindungen darf dem Wasser nichts entzogen werden. Hinzugefügt werden darf lediglich Kohlenstoffdioxid (Kohlensäure); hauptsächlich, um es länger haltbar zu machen. Die natürliche, ursprüngliche Reinheit und der Gehalt an Mineralstoffen und Spurenelementen sind charakteristisch.

Heilwasser

Im Grunde handelt es sich bei Heilwasser um Mineralwasser, das als Arzneimittel eingestuft ist. Aufgrund seiner speziellen Zusammensetzung aus Mineralstoffen und Spurenelementen besitzt es eine wissenschaftlich nachgewiesene heilende, lindernde und vorbeugende Wirkung und wird daher oftmals in der medizinischen Therapie eingesetzt. Heilwasser wirkt, indem es die Funktionen von Stoffwechsel und Organen anregt.

Richtig trinken beim Sport

Beim Sport verbraucht der Körper Energie, die in Wärme umgewandelt wird und den Körper aufheizt. Um nicht zu überhitzen, gibt er Flüssigkeit ab; er fängt an zu schwitzen. (Du kennst das: Wer nass aus der Dusche kommt, fängt ziemlich schnell an zu frieren.) Die verlorengegangene Flüssigkeit sollte unbedingt wieder ausgeglichen werden, da bereits ein Wasserverlust von 2 % einen enorm hohen Leistungsverlust bedeuten kann.

Schon vor dem Workout sollte genügend Wasser getrunken werden. Optimal sind 200 bis 500 Milliliter. Während des Workouts sollte alle 15 Minuten 150 bis 250 Milliliter getrunken werden. Die Menge ist abhängig vom Alter, Geschlecht, Gewicht, der Sportart, dem Trainingslevel und der Trainingsintensität.

Bei sportlichen Aktivitäten, die länger als eine Stunde dauern, sind isotonische Getränke sinnvoll. Diese speziellen Getränke ähneln dem Verhältnis von Nährstoffen zu Flüssigkeit im menschlichen Blut und können daher besonders schnell verdaut werden. Die enthaltenen Kohlenhydrate und Mineralstoffe (meist Natrium) verleihen dem Körper schnell neue Energie. Aus eigener Erfahrung ist es ratsam, isotonische Getränke nicht gleich am Anfang zu sich zu nehmen, um den bei Sportlern gefürchteten Hungerast (Leistungstief) zu vermeiden. Starte mit Wasser und gehe dann zu isotonischen Getränken über.

Superfood = supergut?

Der Begriff »Superfood« suggeriert eine Neuheit in der Lebensmittelindustrie. Dabei handelt es sich bei Superfood um altbewährte Naturprodukte, die in anderen Kulturen bereits seit tausenden von Jahren verzehrt werden. Superfood ist der Begriff für Lebensmittel, die aufgrund ihres Nährstoffgehalts dem Körper angeblich einen »Gesundheitskick« verleihen, zur Abwehr und Bekämpfung zahlreicher Krankheiten und Entzündungen dienen und dem Körper viel Lebensenergie schenken.

Besonders beliebt unter den Superfoods sind Heidelbeeren. Sie enthalten eine hohe Konzentration einer bestimmten Gruppe von Antioxidantien, die das Wachstum von Krebszellen im Dickdarm hemmen oder diese sogar abtöten sollen. Mehrere (an Ratten durchgeführte) Studien belegen, dass die Beeren zudem altersbedingtem Gedächtnisschwund vorbeugen oder diesen gar umkehren sollen.

Als wahres Wundermittel gegen Arthrose, Impotenz, hohe Cholesterinwerte, Übergewicht, Falten und vieles mehr gelten Acai-Beeren. Die schlechte Nachricht: Die Wirkung von Acai wurde bisher nicht am Menschen nachgewiesen, sondern nur vereinzelt im Reagenzglas. Es ist weder bekannt, welche Dosis man überhaupt für die gewünschten gesundheitlichen Effekte brauchte noch wie viele

Inhaltsstoffe der menschliche Körper überhaupt aufnehmen kann.

Auch Rote Beete wurde aufgrund ihres hohen Nitratgehalts zum Superfood erklärt. Angeblich senkt sie den Blutdruck und mindert die Neigung zur Blutgerinnung. Auch Kakao soll den Blutdruck senken und die Elastizität der Blutgefäße erhöhen, was das Risiko von Herzerkrankungen verringert.

Lachs und allgemein fetthaltige Fische gelten aufgrund ihres hohen Omega-3-Fettsäuren-Gehalts ebenso als Superfood, das Herzproblemen vorbeugen und Gelenkschmerzen verringern kann.

Exkurs: Was sind eigentlich Antioxidantien?
Antioxidantien schützen den Körper vor (schädlichen) freien Radikalen, wie sie zum Beispiel in Alkohol und Zigarettenrauch enthalten sind oder beim Stoffwechsel im Körper entstehen. Eine zu hohe Konzentration an freien Radikalen im Körper kann oxidativen Stress entstehen lassen, Zellen schädigen und Krebs, Diabetes oder Herzerkrankungen auslösen

---

Die Überlegung, bei einer Krankheit reichlich des jeweiligen »heilenden« Superfoods zu sich zu nehmen und dadurch gesund zu werden, ist in vielerlei Hinsicht ein Trugschluss. Superfoods scheinen auf den ersten Blick wirklich super zu sein. Bei genauerem Hinsehen offenbaren sich jedoch Schwierigkeiten, die Ergebnisse aus den zahlreichen Studien auf den Alltag zu übertragen. Nicht nur, dass die Labortests in vielen Fällen an Ratten oder isolierten Kulturen menschlicher Zellen durchgeführt werden. Die Bedingungen dieser Tests unterscheiden sich auch erheblich von der Nahrungsaufnahme im täglichen Leben. Zum Teil werden viel größere Mengen an Nährstoffen verwendet, als man sie mit einer normalen Ernährungsweise aufnehmen würde. Hinzu kommt, dass Forscher die einzelnen Lebensmittel getrennt voneinander betrachten, was nicht dem realen Verzehr beim Menschen entspricht.

Darüber hinaus ist die Wirkung einiger Superfoods nur von kurzer Dauer. Sie müssten daher häufig verzehrt werden, damit ein gesundheitlicher Nutzen spürbar ist. Bei bestimmten Lebensmitteln wie Kakao, zum Beispiel in Form von Schokolade, kann übermäßiger Verzehr jedoch äußerst negative Folgen haben.

Eine Krankheit zu therapieren bedarf mehr als eine große Menge Superfoods. Ohne die passenden Rahmenbedingungen bringen diese kaum etwas. Dazu gehören eine allgemein hochwertige und größtenteils naturbelassene Ernährung, ausreichend Bewegung und Schlaf, frische Luft, wenig Stress, regelmäßige und dennoch nicht übermäßige Sonneneinstrahlung und mehr. Wichtig ist eine ausgewogene Nährstoffaufnahme, insbesondere durch eine Vielfalt an Obst und Gemüse. Wer auf Superfoods schwört, nimmt am besten möglichst viele verschiedene Superfoods zu sich, die einander ergänzen und in ihren Wirkungen verstärken können, wie zum Beispiel Brokkoli und Brokkolisprossen oder Granatapfel und Datteln.

Die Wahrheit über Detox-Produkte

Detox steht für den englischen Begriff »detoxification«, was so viel wie »entgiften« bedeutet. Fastfood, Alkohol, Nikotin und Spuren von Chemikalien lagern sich im Körper in Form von »Schlacken« ab. So zumindest die Meinung der meisten Detox-Anhänger. Detox-Kuren und Detox-Produkte wie Tees oder Säfte sollen da Abhilfe schaffen.

Viele Experten sind sich einig: So etwas wie »Schlacken« gibt es nicht. Umweltgifte und Stoffwechselprodukte werden vom Körper auf natürliche Art und Weise abgebaut. Aus wissenschaftlicher Sicht gibt es also keine Schlacken im Körper. Eine bereits 2009 veröffentlichte Studie der Stiftung »Sense About Science« ergab zudem, dass sämtliche Detox-Produkte wirkungslos sind.

Doch wie sieht es mit Detox-Kuren aus?

Bei einer Detox-Kur verzichtet man eine gewisse Zeit auf Lebensmittel, die den Körper übersäuern und aus dem Gleichgewicht bringen sollen. Dazu gehören hauptsächlich Fleisch, Weißmehl, Süßigkeiten, Alkohol, Nikotin, Kaffee und Milchprodukte.

Die Kur beginnt mit der Entleerung des Darms, anschließend ernährt man sich vorwiegend von Obst, Gemüse und/oder Rohkostsäften. Getrunken wird viel Wasser und grüner Tee, da dieser besonders reich an Antioxidantien ist. Neben der umgestellten Ernährung gehören oftmals Massagen, Bäder, Saunagänge und Yoga zu einer Detox-Kur dazu. »Klingt erst mal nicht schlecht«, mag man denken. Ist es auch nicht. Länger als eine Woche sollte so eine Kur allerdings nicht andauern, da der Körper sonst eine Unterversorgung von Nährstoffen erleidet.

Es bedarf also keiner teuren Detox-Produkte, um dem Körper eine Auszeit von ungesunden Lebensgewohnheiten zu gönnen. Dasselbe leistet übrigens das Heilfasten, wie es seit ewiger Zeit bekannt ist. Mit einem neuen Namen und viel Marketing dahinter lässt sich die Idee neu und vor allem teuer verkaufen.

Wer seinem Körper ohne strenge Detox-Kur dauerhaft etwas Gutes tun will, sollte sich an folgende Regeln halten:

✔ Ungesunde Fette und Haushaltszucker meiden, dafür mehr Obst und Gemüse verzehren (am besten ungespritzte Produkte).
✔ Auf Alkohol verzichten.
✔ Sich regelmäßig und viel an der frischen Luft aufhalten.
✔ Regelmäßig in die Sauna gehen oder Wechselduschen durchführen, die der Immunabwehr dienen.
✔ Sich ausreichend bewegen.

Zucker

Haushaltszucker ist ungesund, wird vom Körper als Nahrungszusatz nicht benötigt und sollte daher weitestgehend gemieden werden. Die Folgen eines übermäßigen Zuckerkonsums sind nicht

Hauptbestandteil dieses Kapitels. Vielmehr wird hier erläutert, was Zucker eigentlich ist und wie die Lebensmittelindustrie immer häufiger mit Zuckerangaben herumtrickst. Außerdem werden wir ein paar allgemeine Mythen aufdecken.

Zucker ist Gift; zumindest in entsprechender Dosis aufgenommen. Schauen wir uns einmal die Definition von »Gift« im aktuellen Duden an: »in der Natur vorkommender oder künstlich hergestellter Stoff, der nach Eindringen in den Organismus eines Lebewesens eine schädliche, zerstörende, tödliche Wirkung hat (wenn er in einer bestimmten Menge, unter bestimmten Bedingungen einwirkt).« Neueste Erkenntnisse zeigen, dass die heutige durchschnittlich zugeführte Menge an Zucker eine solche Dosis erreicht. Wissenschaftlich belegte Folgen sind neben Übergewicht auch Bluthochdruck, Diabetes und Herzkrankheiten. Selbst Demenz und Krebs konnten Forscher mit Zucker in Zusammenhang bringen.

Was ist eigentlich Zucker?

Zucker gehört zu den Kohlenhydraten und lässt sich in Einfachzucker, Zweifachzucker und Mehr-/Vielfachzucker einteilen.

Einfachzucker

Einfachzucker werden bei der Verdauung ohne weitere Zerlegung aufgenommen. Zu ihnen zählen Glukose und Fruktose, besser bekannt als Trauben- und Fruchtzucker. Die täglich konsumierte Zuckermenge ist in den letzten 30 Jahren weltweit um 30 % gestiegen. Die Aufnahme von industriell verarbeiteten Lebensmitteln und Süßigkeiten hat sich seit 1982 mehr als verdoppelt. Laut Aussage der American Heart Association sollte die täglich zugeführte Menge Zucker 6 bis 9 Teelöffel nicht überschreiten. Ein durchschnittlicher Europäer verputzt jedoch etwa 17 Teelöffel Zuckerzusätze am Tag. Die Folge sind chronische Stoffwechselerkrankungen.

Zweifachzucker

Zweifachzucker werden bei der Verdauung im Dünndarm zunächst in ihre einzelnen Bausteine gespalten und dann aufgenommen.

Die bekanntesten Vertreter sind der gewöhnliche Haushaltszucker (besteht aus Glukose und Fruktose), Milchzucker und Malzzucker.

Mehr-/Vielfachzucker

Mehr- oder Vielfachzucker können aus bis zu 500 Einfachzucker-Molekülen bestehen. Bevor sie ins Blut und von dort in die einzelnen Organe übergehen, müssen sie in Einfachzucker aufgespalten werden. Aufgrund der langen Verdauungszeit ist eine stetige Energieversorgung gewährleistet. Dies gibt dauerhaft und lang anhaltend Kraft; der berüchtigte Heißhunger bleibt aus.

Zuckerart	Beispiel	Vorkommen
Einfachzucker	Glukose (Traubenzucker) Fruktose (Fruchtzucker)	Früchte wie Weintrauben, Honig
	Fruktose (Fruchtzucker)	Früchte
Zweifachzucker	Laktose	Milchprodukte
	Maltose	Bier
Mehr-/Vielfachzucker	Maltodextrin	Weight Gainer
	Maltotriose	Zwieback, Knäckebrot
	Stärke	Kartoffeln, Vollkornbrot
	Zellulose	Ballaststoffe
	Glykogen	Tierische Produkte

Die Tricks der Lebensmittelindustrie

Lebensmittelhersteller sind dazu verpflichtet, bei allen abgepackten Produkten eine Zutatenliste aufzudrucken. Dabei gibt die Reihenfolge der einzelnen Zutaten Aufschluss über den jeweiligen mengenmäßigen Anteil.

Sieht man sich in Supermärkten um, fällt auf, dass gut drei Viertel aller abgepackten Lebensmittel Zuckerzusätze enthalten. Wieso aber steht die Zutat Zucker bei so manchem süßen Lebensmittel nicht ganz oben? Das hat sich auch die Verbraucherzentrale im Juli 2013 gefragt. Ausgangspunkt waren Verbraucherfragen wie: »Warum ist im Produkt XYZ 45 % Zucker enthalten, obwohl der Begriff ›Zucker‹ an sich nicht in der Zutatenliste steht?«

Es handelt sich hier um eine bewusste, legale Manipulation von Seiten der Hersteller. Neben Zucker gibt es insgesamt 70 weitere Bezeichnungen für süßende Stoffe, die zum Zuckergehalt in der angegebenen Nährwerttabelle führen. Dazu gehören Glukose-Fruktose-Sirup, Maltodextrin, Milchzucker, Molkenerzeugnis, Süßmolkenpulver, Vollmilchpulver, Magermilchpulver, Kondensmilch, Agavendicksaft, Ahornsirup, Saccharose, Maltose, Honig und viele weitere. Je mehr unterschiedliche Süßmacher verwendet werden, desto kleiner wird ihr prozentualer Anteil. So ist es möglich, dass ein Produkt eigentlich 40 Gramm Zucker enthält, wovon lediglich ein Gramm auf den Begriff »Zucker« zurückzuführen ist. Somit steht Zucker weit hinten in der Zutatenliste.

Beispiel Schoko-Zerealien-Riegel

Auf der Verpackung sind zehn verschiedene Süßungsmittel aufgedruckt: Glukose-Fruktose-Sirup, Glukose-Sirup, karamellisierter Zucker, Maltodextrin, Milchzucker, Molkenerzeugnis, Süßmolkenpulver, Magermilchpulver, Zucker und gezuckerte Kondensmilch. Viele Verbraucher identifizieren über die Hälfte der Produkte nicht als Zucker.

Beispiel Cappuccino-Pulver

Eine Aufschrift wie »ohne Zuckerzusatz« oder »ungesüßt« vermittelt den Eindruck, das Produkt enthalte keinen oder nur sehr wenig Zucker. Ein fataler Irrglaube, wie folgendes Beispiel zeigt: Der tatsächliche Zuckergehalt des beispielhaften Cappuccino-Pulvers »ohne Zuckerzusatz« beträgt ganze 40 %! Wie entsteht dieser hohe Wert? Dem Pulver wurde zwar kein weißer Haushaltszucker hinzugefügt, aber eine Zutat mit dem Namen Süßmolkenpulver, die nichts anderes ist als Zucker. Die Aufschrift »ohne Zuckerzusatz« ist in diesem Fall trotzdem legal.

Beispiel Portionsangaben

Die Angabe des Zuckergehalts kann auch pro Portion erfolgen. Wie groß eine Portion ist, ist nicht festgeschrieben. Eine Limonade, beworben mit »weniger süß«, enthält laut Etikett auf der Vorderseite nur 9,7 Gramm Zucker pro 100 Milliliter. Hört sich ganz in Ordnung an. Die Flaschengröße liegt jedoch bei einem Liter. Insgesamt enthält die Flasche also sage und schreibe 97 Gramm Zucker. Ein Getränk, das mit »enthält 97 Gramm Zucker« gekennzeichnet wäre, würde deutlich seltener gekauft werden.

Verbraucher haben ein falsches Bild vor Augen, wenn sie annehmen, natürliche Zuckerersatzstoffe wie Agavendicksaft und Honig seien weniger bedenklich. Wenn es um die Folgen von Zucker geht, macht es keinen Unterschied, ob Honig oder weißer Haushaltszucker verzehrt wird. Produkte mit Fruchtsüße wie Agavendicksaft enthalten pro Gramm teilweise sogar mehr Zucker als Vergleichsprodukte.

Dass Obst gesund ist, kriegen wir schon von klein auf beigebracht. Doch es enthält Fruchtzucker. Ist dieser besser als »normaler« Haushaltszucker?

Dass Fruktose (Fruchtzucker) in Obst enthalten ist, macht ihn nicht automatisch zum »besseren« Zucker. Wie auch Glukose (Traubenzucker) gehört Fruktose zur Gruppe der Einfachzucker und ist Bestandteil des herkömmlichen Haushaltszuckers. Sowohl Fruchtzucker als auch Haushaltszucker liefern etwa vier Kilokalorien pro Gramm. Da reine Fruktose doppelt so süß schmeckt wie Glukose, wird sie in der Lebensmittelindustrie gern zum Süßen eingesetzt. Neueste Erkenntnisse deuten darauf hin, dass eine hohe Fruktoseaufnahme den menschlichen Stoffwechsel negativ beeinflusst. Es kommt zu einem geringeren Sättigungsgefühl. Im Normalfall vermittelt das Hormon Leptin dem Gehirn, wann ausreichend Energiereserven vorhanden sind, was das Hungergefühl hemmt. Ein übermäßiger Fruchtzuckerkonsum führt allerdings zu einer Leptinresistenz. Das heißt, die Signalübertragung funktioniert nicht mehr richtig, das Sättigungsgefühl kann ausbleiben. In der Folge werden mehr Kalorien aufgenommen als nötig, und es kann zu Gewichtszunahme kommen.

Das Deutsche Institut für Ernährungsforschung hat am Beispiel von Mäusen bewiesen, dass ein Zusammenhang zwischen Fruktosekonsum und Übergewicht besteht. Auch am menschlichen Körper ist bewiesen, dass Fruktose im Gegensatz zu Glukose sehr viel schneller in Körperfett umgewandelt wird.

Brauner Zucker sieht natürlicher und gesünder aus. Ist er das auch?

Die eindeutige Antwort lautet: Nein. Zunächst sollte brauner Zucker nicht automatisch mit der Zuckerrohrpflanze in Verbindung gebracht werden. Brauner Zucker wird, wie auch der weiße Haushaltszucker, aus Zuckerrüben gewonnen. Die beiden Sorten unterscheiden sich im Geschmack und Nährstoffgehalt. Brauner Zucker schmeckt leicht malzig und enthält etwas mehr Nährstoffe, allerdings in so geringer Menge, dass man sie getrost vernachlässigen kann.

Die unterschiedliche Färbung liegt an der Herstellungsmethode: Nachdem die Zuckerrüben geerntet, gewaschen und zerkleinert wurden, löst heißes Wasser den zuckerhaltigen Zellsaft aus den Rüben. Anschließendes Eindampfen lässt ihn zu Dicksaft werden, aus dem schließlich Sirup wird. Durch Auskristallisation wird daraus brauner Rohzucker (nicht Rohrzucker!). Die anschließenden Reinigungsprozesse lassen die braune Farbe verschwinden; weißer Haushaltszucker entsteht. Ließe man einige Reinigungsprozesse aus, bliebe es bei braunem Zucker.

Und was ist nun der Unterschied zu Zucker aus Zuckerrohr?

Zunächst muss zwischen Rohrohrzucker und Vollrohrzucker unterschieden werden. Vollrohrzucker entsteht, indem das Zuckerrohr ausgepresst, gefiltert und zu Sirup eingekocht wird. Diese Masse kühlt ab, wird zermahlen und anschließend nicht mehr weiterbehandelt. Vollrohrzucker ist also nicht raffiniert (= gereinigt, aufbereitet). Er enthält alle Mineralstoffe und Vitamine des Zuckerrohrsaftes.

Werden beim Erhitzen und Eindampfen des Zuckersaftes Zuckerkristalle dazugegeben, beginnt die Kristallisation des Zuckers, und er erhält seine typische körnige Struktur. Anschließend wird er einmal raffiniert. Danach enthält er noch Spuren von Mineralstoffen. Bei diesem Zucker handelt es sich um Rohrohrzucker, der unter dem Namen »Rohrzucker« verkauft wird.

Egal, welche Art von Zucker konsumiert wird – zu hoher Konsum ist ungesund. Daran können weder die Unterschiede in der Bearbeitungszeit noch die Ausgangspflanze etwas ändern. Dennoch: Wenn es unbedingt sein muss, sollte man seinen Tee mit dem bekömmlicheren, nichtraffinierten Vollrohrzucker süßen.

Ist Süßstoff gesünder als Zucker?

In der EU gibt es derzeit zehn zugelassene Zuckerersatzstoffe. Ihre Süßkraft ist 30- bis 3000-mal höher als die von Zucker. Die meisten dieser Stoffe werden synthetisch hergestellt. Wie sieht es aus mit ihrer Schädlichkeit – ist Süßstoff gesünder als Zucker? Kaum ein Thema im Bereich der Lebensmittelzusatzstoffe ist umstrittener. Auf der einen Seite gibt es Befürworter des Süßstoffs, die behaupten, dieser verursache keine Karies und mache nicht dick. Gegner des Süßstoffes halten ihn für einen »Dickmacher« und für krebserregend.

Verursacher von Karies

Dass Zucker Karies verursacht, wird deutlich, wenn man sich den Entstehungsprozess von Karies vor Augen führt. Im Mundraum kommen circa 300 verschiedene Arten von Bakterien vor. Bestimmte Arten heften sich an die Zähne und bilden den Zahnbelag. Zucker und zuckerhaltige Lebensmittel sind die ideale Nahrung für Bakterien. Je mehr Nahrung sie erhalten, umso stärker vermehren sie sich. Bei diesem Vermehrungsprozess entsteht ein Abfallprodukt namens »Milchsäure«. Diese greift den Zahnschmelz an und frisst sich in den Zahn hinein. Es entstehen Löcher.

Da synthetische Süßstoffe den Bakterien keine Nahrung in Form von Zucker liefern, können sich diese nicht vermehren. Süßstoff ist also in der Tat zahnfreundlicher.

Dickmacher

Häufig wird behauptet, Süßstoff löse Heißhunger aus und mache dadurch auf Dauer dick. Wenn man versteht, wie Zucker im Körper wirkt, wird schnell klar, dass diese Behauptung falsch ist.

Nimmt man Zucker zu sich, steigt dessen Konzentration im Blut, und damit steigt auch der Blutzuckerspiegel. Um ihn zu senken, schüttet der Körper Insulin aus. Man muss sich vorstellen, dass Insulin wie ein Schlüssel die Körperzellen aufsperrt, woraufhin diese Zucker aus dem Blut aufnehmen und speichern können. Als Folge sinkt der Blutzuckerspiegel wieder ab.

Ein ständiges Auf und Ab des Blutzuckers begünstigt Heißhunger. Viele nehmen daher an, bloß weil Süßstoff süß schmeckt, bringe dieser den Blutzuckerspiegel genauso durcheinander wie Zucker. Dem ist nicht so. Süßstoff lässt weder den Blutzucker in die Höhe schießen, noch muss zusätzliches Insulin freigesetzt werden. Wer seine zugenommenen Pfunde also auf von Süßstoff verursachten Heißhunger zurückführt, sollte an anderen Stellen seiner Ernährungsweise feilen.

Krebserreger

Umstritten ist hier besonders der Süßstoff Aspartam. Manche halten ihn für pures Gift, da Aspartam nach der Aufnahme im Körper wieder in seine Bausteine zerfällt, unter anderem in Methanol, Phenylalanin und Asparaginsäure. Ja, wer würde schon freiwillig ein Gläschen Methanol zu sich nehmen? Doch Methanol kommt auch in vielen Obst- und Gemüsesorten vor. Die Europäische Behörde für Lebensmittelsicherheit rät, pro Tag nicht mehr als 40 Milligramm Aspartam pro Kilogramm Körpergewicht zu sich zu nehmen. Das hieße, ein Normalgewichtiger müsste zum Frühstück, Mittag- und Abendessen sowie zwischendurch Lightprodukte mit Aspartam-Anteil essen, um diese Menge zu erreichen. Menschen, die unter der Stoffwechselkrankheit Phenylketonurie leiden, dürften bei der Aufnahme von Aspartam aber tatsächlich ein Problem bekommen.

Es ranken sich übrigens auch zahlreiche Verschwörungstheorien um die erstmalige Zulassung von Aspartam. Demnach soll die Lebensmittelbehörde FDA gezielt manipuliert worden sein, bis es schließlich zur Zulassung von Aspartam kam. Fakt ist: Es existieren bislang keine ernstzunehmenden Studien, die fehlerfrei und medizinisch unabhängig einen Zusammenhang zwischen dem Verzehr von Aspartam und Krankheiten wie Krebs und anderen Gesundheitsschäden nachweisen.

Heißhunger

Der Begriff »Heißhunger« wurde jetzt schon des Öfteren erwähnt. Aber was genau ist eigentlich Heißhunger und wie erkenne ich ihn? Heißhunger ist die plötzliche Gier nach ganz bestimmten Lebensmitteln. Das kann etwas besonders Deftiges sein, aber auch eine Tafel Schokolade, also Süßes. Im Gegensatz zum schleichend aufkommenden Hungergefühl entsteht diese Art von Hunger sehr aus heiterem Himmel und ist besonders stark.

Heißhunger hat meist psychische Ursachen (Sucht, Langeweile, Stress), kann aber auch durch körperliche Faktoren hervorgerufen werden. So neigen Menschen, die einen niedrigen Blutzuckerspiegel haben, zu Heißhunger. Der niedrige Blutzuckerspiegel kann eine krankheitsbedingte Folge sein oder temporär durch den Verzehr von zuckerhaltigen Lebensmitteln entstehen. Zur Erinnerung: Diese lassen den Blutzuckerspiegel sehr stark ansteigen, und der

Körper reagiert mit der Ausschüttung von Insulin, um ihn wieder zu senken. Das starke Absinken kann Heißhunger begünstigen.

Auch jemand, der unregelmäßig Mahlzeiten zu sich nimmt, ist ein typisches Opfer von Heißhungerattacken. Nicht nur, dass durch den unregelmäßigen Essrhythmus der Blutzuckerspiegel nicht konstant bleibt, es kann auch zur Unterversorgung an verschiedenen Nährstoffen kommen. Der Körper reagiert darauf mit Heißhunger auf bestimmte Lebensmittel, um diese Lücke zu füllen.

Wer häufig unter Heißhunger leidet, sollte unbedingt der Ursache nachgehen. Neben den genannten (eher harmlosen) Faktoren können auch Krankheiten wie eine Schilddrüsenüberfunktion oder andere Stoffwechselstörungen die Ursache sein.

Anti-Heißhunger-Maßnahmen

Unterscheide zunächst zwischen Hunger und Heißhunger:

Hunger	Heißhunger
Ist es noch lange hin bis zur nächsten Mahlzeit?	Trinke ein großes Glas Wasser oder ungesüßten Tee. Heißhunger wird oftmals mit Durst verwechselt. Außerdem füllt es den Magen.

Ist es noch lange hin bis zur nächsten Mahlzeit?

Ja. Bediene dich der Snackliste auf den folgenden Seiten.

Nein. Ziehe die bevorstehende Mahlzeit einfach vor.

Tipps, um Heißhunger nachhaltig zu bekämpfen

✔ Iss bewusst und vor allem regelmäßig, um deinen Blutzuckerspiegel so konstant wie möglich zu halten.

✔ Meide einfache Kohlenhydrate wie helles Toastbrot, Süßigkeiten usw. und greife lieber zu komplexen Kohlenhydraten, die dich länger satt halten.

✔ Achte auf ausreichend Schlaf. Zu wenig Schlaf sorgt für Energiemangel, der Heißhunger begünstigt.

✔ Achte auf eine ausgewogene Ernährung. Dazu zählt auch, das zu essen, was einem schmeckt. Auf die gesunde Balance kommt es an.

Trinke ein großes Glas Wasser oder ungesüßten Tee. Heißhunger wird oftmals mit Durst verwechselt. Außerdem füllt es den Magen.

Ist der Heißhunger noch da?

Iss ein Pfefferminzkaugummi. Der Geschmack verbreitet sich schnell im Mund und lenkt vom Heißhunger ab. Ein Pfefferminz-Bonbon oder Zähneputzen tut es auch.

Ist der Heißhunger noch da?

Halte durch und lenke dich ab, denn eine Heißhunger-Attacke hält meist nur wenige Minuten an. Als zusätzliche Motivation führe dir dein Ziel ganz genau vor Augen; ob in Form eines Fotos deines Vorbildes oder in deiner Fantasie.

Ist der Heißhunger noch da?

Der letzte Ausweg ist der Griff zur Snackliste auf den folgenden Seiten. So vermeidest du wenigstens eine ungesunde Zwischenmahlzeit. Achte darauf, langsam zu essen.

Snackliste

Lebensmittel	Übliche Portionsgröße
Harzer Käse	2 Stück á 25 g
Körniger Frischkäse	100 g
Magerquark	1/2 Becher á 250 g
Mandelmilch	150 ml
Schokolade (min. 75 %)	20 g
Fettarmer Naturjoghurt	1 Becher á 125 g
Sojamilch	150 ml
Proteinriegel (zuckerarm)	1 Stück
Protein-Shake	300 ml
Chia-Pudding	100 g
Ei	1-2 Stück
Thunfisch (im Saft)	1 kleine Dose
Putenaufschnitt	100 g
Wildlachs	100 g
Sonnenblumenkerne	1 kleine Handvoll
Nüsse	1 Handvoll
Banane	1 Stück
Reiswaffeln	2-3 Stück
Knäckebrot	1 Scheibe
Trockenobst	1 Handvoll

Lebensmittel	Übliche Portionsgröße
Maiskolben	1 Stück
Grüne Oliven	6-8 Stück
Salat	1-2 Handvoll
Cocktailtomaten	6-8 Stück
Kohlrabi	1/2 Stück
Champignons	4-6 Stück
Gurke	1/2 Stück
Paprika	1/2
Rettich	1/4
Chicorée	1 Stück
Brokkoli	1-2 Handvoll
Gemüsechips	1-2 Handvoll
Gemüsesaft	150 ml
Tomatensaft	150 ml
Sellerie	1-2 Stangen
Radieschen	6-8 Stück
Blumenkohl	1-2 Handvoll

Bei den Portionsangaben handelt es sich lediglich um Richtwerte. Die einzelnen Snacks dürfen natürlich auch kombiniert werden.

Alkohol und Fitness

Dass regelmäßiger Alkoholkonsum der Gesundheit schadet, ist gemeinhin bekannt. Nicht grundlos wird dieses Genussmittel auch als Nervengift bezeichnet. Doch Alkohol wirkt sich nicht nur auf unser Nervensystem aus, sondern schädigt auf Dauer neben der Leber und dem Herz-Kreislauf-System auch unseren Hormonhaushalt und den Stoffwechsel. Dies kann erschreckende Folgen für unseren Körper und unsere Trainingserfolge haben. Häufig werden derartige Konsequenzen verdrängt oder unterschätzt. Vermutlich haben die Fakten, die wir dir im Folgenden näherbringen, Einfluss auf den Verlauf deiner künftigen Partynächte.

1. Kalorien

Alkohol ist der Stoff mit der zweithöchsten Energiedichte überhaupt. Mit etwas über 7 Kilokalorien pro Gramm ist der Brennwert reinen Alkohols fast doppelt so hoch wie der von kohlenhydratreichen Lebensmitteln wie Kartoffeln oder Nudeln. Nur Fette (9 Kilokalorien pro Gramm) übertreffen den Kaloriengehalt von Alkohol.

Wie viele Kalorien ein alkoholisches Getränk enthält, hängt davon ab, wie hochprozentig es ist und welche weiteren Zutaten sich im Getränk befinden. Grundsätzlich gilt: Je höher der Alkoholanteil, desto kalorienreicher. 100 Milliliter reiner Alkohol enthalten etwa 710 Kilokalorien. Klar, kein Bier, Wein, Cocktail oder Likör dieser Welt besteht aus reinem Alkohol. Dennoch erreichen schon wenige Schnapsgläser mit je nur 20 Milliliter Füllmenge locker 1000 Kalorien.

45.537 – das ist die Menge an Kalorien, die im Jahr 2015 pro Kopf in Form von Bier konsumiert wurde. Das entspricht ungefähr 82 vollwertigen Mahlzeiten. Kein Wunder, dass insbesondere Bier als einer der schlimmsten Dickmacher gilt. Eine einzige Flasche Bier (0,5 Liter) bringt es im Durchschnitt auf 215 Kalorien – fast eine halbe Mahlzeit. Viele hochprozentige Spirituosen werden außerdem gern zusätzlich mit Sahne, Softdrinks, süßen Säften oder anderen zuckerhaltigen Zutaten vermischt. Cocktails wie Piña Colada können es somit auf 300 Kalorien und mehr bringen. Bedenke, dass es sich dabei um »leere Kalorien« handelt. Deinem Körper wird zwar Energie zugeführt, doch die Versorgung mit Nährstoffen und Vitaminen bleibt aus! Obendrein sorgt der in Drinks enthaltene Zucker dafür, dass der Alkohol schneller ins Blut gelangt und du schneller betrunken bist.

Eine durchzechte Nacht mit reichlich Bier und anderen alkoholischen Getränken führt demnach unweigerlich zu einem deutlichen Kalorienüberschuss. Energie, die vom Körper als überflüssig angesehen wird, wird in Form von Fett in den Zellen gespeichert. Zu viel Alkohol kann also auf Dauer zu einer auffälligen Körperfettzunahme führen.

Um dir ein Gefühl dafür zu geben, wie viele Kalorien in Alkohol enthalten sind, findest du im Anhang auf Seite 237 eine umfangreiche Liste mit den Kaloriengehalten einiger alkoholischer Getränke.

2. Sättigung und Appetit

Wer bereits ohne Alkoholkonsum darauf achten muss, nicht mehr Kalorien zu sich zu nehmen, als er benötigt, sollte nun besonders aufmerksam weiterlesen. Denn Alkohol wirkt appetitanregend, doch trotz seiner vielen Kalorien sättigt er nicht. Wir nehmen also weiterhin Nahrung zu uns, obwohl der konsumierte Alkohol unsere Energiespeicher bereits gefüllt hat. So wird das auf Dauer nichts mit dem definierten Körper.

3. Motivation

Aufgrund seiner mentalen Auswirkungen ist Alkohol ein absoluter Erfolgskiller. Die typischen »Katersymptome« wie Müdigkeit, Abgeschlagenheit und Übelkeit lassen uns für Stunden oder Tage in ein unüberwindbares Motivationstief fallen. Die Folge sind Leistungseinbrüche, die auf Dauer verhindern, dass wir erfolgreich sind und an uns glauben. Hier ist äußerste Vorsicht geboten: Vor lauter Schwermut und Niedergeschlagenheit regelmäßig zum Alkohol zu greifen, um Sorgen »wegzutrinken«, mündet unweigerlich in einen Teufelskreis.

4. Stoffwechsel

Zugeführter Alkohol muss so schnell wie möglich verstoffwechselt und abgebaut werden. Unser Körper weiß das, setzt im Akutfall seine Prioritäten neu und kümmert sich vorrangig um den Alkoholabbau. So versucht er eine Vergiftung zu verhindern. Stoffwechselprozesse wie die Proteinbiosynthese (Neubildung von Proteinen), die Oxidation (Abbau) von Fettsäuren, die Aufnahme von Vitalstoffen, das Auffüllen der Kohlenhydratspeicher (Glykogenspeicher) und viele weitere Prozesse rücken in den Hintergrund. Demzufolge behindert und verlängert jegliche Art von Alkoholkonsum die Regeneration des Körpers und somit auch den Muskelaufbau auf biochemischer Ebene.

5. Hormone

Das Wachstumshormon Testosteron ist dafür bekannt, anabole (muskelaufbauende) Prozesse im Körper zu unterstützen. Sei dir bewusst, dass Alkohol die Produktion dieses Hormons hemmt. So kann regelmäßiger Alkoholkonsum den Testosteronspiegel drastisch senken, was sich wiederum destruktiv auf die Muskelzunahme auswirkt. Alkohol erhöht außerdem die Ausschüttung des Stresshormons Cortisol, was wiederum eine katabole (muskelabbauende) Wirkung hat. Wenn man unter Stress steht, ändert sich zudem das Essverhalten. Dass unser Gehirn unter Druck mehr Nahrung verlangt, ist ein bei Mensch und Tier üblicher Schutzmechanismus, der sicherstellen soll, dass uns gerade in Krisenzeiten genügend Energie zur Verfügung steht.

6. Schlaf

Alkohol ist nicht unser Freund. Das erkennen wir spätestens daran, dass er uns sogar des erholsamen Schlafes beraubt. Er verändert den Schlafrhythmus und verursacht Schlafstörungen, die je nach Geschlecht, Körperbau, Verträglichkeit und Faktoren wie zum Beispiel Trinken auf nüchternen Magen bereits nach einer Flasche Bier oder einem Glas Wein auftreten können. Alkohol wirkt sich sowohl negativ auf die Dauer als auch auf die Häufigkeit der REM- und

Non-REM-Schlafphasen aus. Vor allem in der Non-REM-Phase, auch Tiefschlafphase genannt, werden Gehirnaktivität, Körpertemperatur und Atmung so reguliert, dass die Priorität auf der Erholung der Muskulatur und des Nervensystems liegt. Wenn der Körper aber mit Alkoholabbau beschäftigt ist, kommen wir aufgrund eines kurzen und unruhigen Schlafes nicht ausreichend zur Ruhe. Darunter leidet unter anderem auch die Regeneration.

7. Fettreserven

Im gesamten Verdauungsapparat wird Ethanol resorbiert (aufgenommen): im Magen, im Darm, sogar in der Speiseröhre, im Rachen und im Mundraum. Die Hauptaufgabe übernimmt jedoch unsere Leber, wo Ethanol zu Ethanal reduziert und später zu Essigsäure oxidiert wird. Diese wird so lange zur Energiegewinnung genutzt, bis sie vollständig verstoffwechselt ist. Dieser Prozess kann sich hinziehen und verhindern, dass die eigenen Fettreserven zur Energiegewinnung genutzt werden. Der Konsum von Alkohol hemmt also maßgeblich den Abbau von Körperfett.

8. Dehydrierung

Da Alkohol die Kontrolle des Wasserhaushalts beeinträchtigt, wird zu viel Wasser ausgeschieden. Durch die Dehydrierung kann es zu einem Mangel an essentiellen Mineralstoffen wie Magnesium, Kalzium, Kalium und Natrium kommen, die unter anderem wichtig für die Kontraktionsfähigkeit der Muskeln sind. Mineralstoffmängel können Muskelkrämpfe fördern und das Verletzungsrisiko drastisch ansteigen lassen. Außerdem erschwert Wassermangel die Nährstoffversorgung und den Metabolismus (Stoffwechsel). Da einem dehydrierten Körper Wasser als Grundlage für chemische Reaktionen fehlt, sind Stoffwechselprozesse bei Wassermangel sehr viel weniger effizient.

9. Immunsystem

Dass Alkohol unseren Hormonhaushalt steuert, ist bereits bekannt. Die Folgen können aber nicht nur Muskelabbau und Fettaufbau sein. Übermäßig viel Cortisol im Körper mindert unter anderem auch die Immunabwehr und macht uns infektanfälliger, labiler und empfindlicher. Wir fühlen uns nachweislich schneller kränklich und sind gefundenes Fressen für Infektionen, die von Bakterien, Viren oder Pilzen verursacht werden. Jedem von uns sollte klar sein, dass Sport erst wieder nach vollständiger Genesung in Frage kommt, um den entkräfteten Körper nicht noch mehr zu schwächen. Menschen, die dazu neigen, schnell krank zu werden, müssen demnach häufiger Trainingspausen einlegen, was das Erreichen von Trainingszielen verzögert.

10. Eiweiß

Zytokine sind körpereigene Eiweiße, die das Zellwachstum und die Zellteilung regulieren. Zytokine sind also maßgeblich am Muskelaufbau beteiligt. Acetaldehyd, ein Zellgift, das während des Alkoholabbaus als toxisches Produkt entsteht, verändert durch Denaturierung (chemische Umwandlung) diese körpereigenen Proteine und schränkt sie so in Qualität und Funktion ein. Das führt dazu, dass Zellwachstum und -teilung nur eingeschränkt funktionieren.

Wir empfehlen, Alkohol als absolutes »Anti-Supplement« zu betrachten, denn bereits kleinste Mengen haben negativen Einfluss auf Körper und Psyche. Wir raten von Alkohol in jeglicher Form ab. Selbst der Mythos mit dem gesundheitsfördernden Gläschen Rotwein, das das Herz schützen und das Leben verlängern soll, ist nichts weiter als ein falscher Vorwand, meist basierend auf Unwissenheit. Je nach Reb- oder Malzsorte können Wein oder Bier zwar auch unterschiedliche Mengen an Vitalstoffen enthalten, doch diese findet man auch zur Genüge in Lebensmitteln ohne Alkoholanteil.

Unsere Ernährungsphilosophie

Ganz gleich, welches Ziel du anstrebst, ob Muskelaufbau, Fettreduktion oder allgemeine Verbesserung der Fitness: Wenn du viel Disziplin und Willen aufbringen kannst und schnellstmöglich Erfolge erzielen willst, streiche folgende Bestandteile sofort aus deiner Ernährung:

- Alkohol
- Chemie (künstliche Zusatzstoffe)
- Einfache Kohlenhydrate

Alkohol gehört für viele zum Entspannen, »Freisein« oder Feiern einfach dazu. Chemie lässt manche Gerichte erst richtig intensiv schmecken. Und einfache Kohlenhydrate befinden sich in den meisten Naschereien und Softdrinks, die selbstverständlich in fast jeder Küche zu finden sind. Darum ist es auch so schwer, auf sie zu verzichten. Wenn du dir jetzt denkst: »Auwei, das schaff ich nie!« – keine Sorge. Die wenigsten können und wollen so viel Disziplin aufbringen und komplett auf Ungesundes verzichten. Doch wenn du es kannst, bekommst du bereits nach wenigen Tagen die Belohnung dafür: Du fühlst dich unbeschreiblich fit, gesund und leistungsfähig. Also, probiere doch mal, Alkohol, Chemie und einfache Kohlenhydrate soweit es geht zu reduzieren. Hierzu noch ein paar Tipps und Argumente:

Alkohol
Alkohol sollte so selten wie möglich konsumiert werden, am besten natürlich gar nicht. Und wenn, hör auf deinen Körper. Er gibt dir zu verstehen, wann genug ist. Wenn es denn unbedingt Alkohol sein muss, trinke dein alkoholisches Getränk langsam und niemals auf nüchternen Magen. Sei dir bewusst, dass dich Alkoholkonsum daran hindert, dein Fitnessziel schnell zu erreichen. Der Energiegehalt von Alkohol entspricht nahezu dem von Fett. Er wirkt äußerst appetitanregend, hemmt die Fettverbrennung und die Nährstoffaufnahme.

Chemie

Fertiggerichte lassen sich zwar fix zubereiten, sind aber meistens voll von Chemie. Oft basiert der Geschmack nicht auf den vermeintlichen Hauptzutaten, sondern auf Geschmacksverstärkern, (Trans-)Fetten und Zucker, gepaart mit Überzugsmitteln, Trennmitteln, Farbstoffen, Verdickungsmitteln, modifizierter Stärke und so weiter, und so fort. Der Normalverbraucher weiß bei den meisten Zusatzstoffen gar nicht, worum es sich handelt, konsumiert sie aber trotzdem. Hand aufs Herz: Könnte dich ein wildfremder Mensch auf der Straße dazu bringen, jetzt sofort eine Tablette mit einer dir unbekannten Aufschrift einzunehmen, wenn er dir versichert, dass sie dich nicht umbringen wird? Wohl kaum.

Koche stattdessen frisch! Wer sagt, er habe dafür keine Zeit, setzt seine Prioritäten falsch, ist nicht kreativ genug oder zu faul. Es gibt unzählige Gerichte, die in wenigen Minuten mit wenig Geld frisch zubereitet sind.

Einfache Kohlenhydrate

Süßes beeinflusst unseren Blutzuckerspiegel, der wiederum enormen Einfluss auf unseren Hormonhaushalt hat. Das Hormon Insulin dient als »Blutzuckerregler« und bewirkt, dass der Zucker aus dem Blut für die Energiegewinnung genutzt werden kann. Ein gesunder Mensch produziert je nach Mahlzeit und daraus resultierendem Blutzuckerspiegel immer die passende Menge Insulin. Demzufolge erzeugt unser Körper nach einer Mahlzeit mit reichlich Einfachzucker mehr Insulin als gewöhnlich. Diabetiker leiden an einer gestörten Insulinbildung, weshalb sie sich dieses regelmäßig spritzen sowie ihre Blutzuckerwerte kontrollieren müssen. Ansonsten kann es im schlimmsten Fall zu einem diabetischen Koma durch längerfristige Überzuckerung kommen.

An Unterzuckerung hingegen können nicht nur Diabetiker leiden. Sinkt der Blutzuckerspiegel durch längeren Verzicht auf Kohlenhydrate zu weit ab, bekommt das Gehirn zu wenig Energie. Unser Körper alarmiert uns, indem wir unter anderem zu zittern beginnen und Heißhunger auf so ziemlich jedes essbare, energiereiche Lebensmittel bekommen. Diese Art von Heißhunger lässt sich leicht mildern und sogar verhindern, indem auf vollwertige Lebensmittel zurückgegriffen wird, die Mehr- oder Vielfachzucker enthalten. Einfache, »leere« Kohlenhydrate bewirken ein ständiges Auf und Ab der Blutzuckerwerte, da diese schnell verdaut sind und nicht langfristig Energie liefern. Extreme Blutzuckerwerte können außerdem den Insulinspiegel und die mentale Stabilität aus dem Gleichgewicht bringen.

Dein Gehirn fordert Energie, sobald es ein Zuckertief feststellt. Komplexe Kohlenhydrate ermöglichen dir, deinen Blutzuckerspiegel langfristig konstant im Durchschnittsbereich zu halten. Regelmäßig kleinere Mahlzeiten zu sich zu nehmen, zwischen denen kürzere Essenspausen liegen, hilft ebenfalls, Heißhunger zu vermeiden.

Das merk' ich mir!

»I hated every minute of training, but I said: don't quit, suffer now and live the rest of your life like a champion.«
(Muhammad Ali)

Workout

Jetzt ist dir vielleicht klar geworden, wie bedeutend die richtige Ernährung für unseren Körper ist. In diesem Kapitel soll es nun um das Workout an sich gehen – insbesondere um Kraftsport. Wenn du weiblich bist und dir jetzt denkst: »Kraftsport?! Ich will lieber wissen, wie ich einen schlanken Körper bekomme, und nicht, wie man Muskelberge aufbaut«, solltest du dieses Kapitel besonders aufmerksam lesen. Wir erklären dir, warum auch Frauen Kraftsport betreiben sollten, wieso Maßnahmen wie eine Radikaldiät nichts bringen und wie man stattdessen gesund und nachhaltig Körperfett reduziert. Auch wie man trainieren und sich ernähren sollte, um Muskeln aufzubauen, lernst du auf den folgenden Seiten. Und ganz nebenbei erfährst du, wieso Muskeln eigentlich wachsen, wenn man sie trainiert, und was es mit Supplementen auf sich hat.

Warum auch Frauen Kraftsport betreiben sollten

In der Regel sind die Geschlechterrollen im Fitnessstudio klar verteilt: Der Mann stemmt schwere Eisen, und die Frau trainiert an Cardiogeräten oder macht Kurse bzw. softe Workouts. Viele Frauen haben Angst vor monströsen Muskelbergen und befürchten, mit

Kraftsport bald so auszusehen wie ein weiblicher Schwarzenegger. Diese Angst ist unberechtigt. Warum Frauen ebenso wie Männer Kraftsport betreiben sollten, erfährst du auf den nächsten Seiten.

Wunderwaffe Krafttraining

Viele Menschen unterschätzen die Wirkung von Kraftsport, wie wir dir im Folgenden an einem Beispiel demonstrieren werden.

Frau Normalo betrachtet sich nach dem Duschen unzufrieden im Badezimmerspiegel. Zuerst fällt ihr kritischer Blick auf ihre Oberschenkel, die ganz und gar nicht ihren Vorstellungen entsprechend aussehen. Auch unter ihrem hartnäckigen Hüftgold und ihren weichen, wabbeligen Oberarmen leidet sie. Sie beschließt, mal wieder mit einer Diät anzufangen. Was für ein Glück, dass sie erst vor kurzem auf eine vielversprechende Internetseite gestoßen ist, die ihr versprochen hat, unschlagbare fünf Kilo in einer Woche abnehmen zu können. Gesagt, getan!

Frau Normalo hält sich ganz genau an den strengen Diätplan, stellt aber bereits nach wenigen Tagen fest, dass sie andauernd hungrig ist und ununterbrochen an Essen denken muss. Der ständige Appetit wird von Tag zu Tag schlimmer. Nach einer Woche ist der Hunger kaum noch auszuhalten. Jeden Tag führt Frau Normalo einen innerlichen Kampf gegen Kalorien, mit denen sie unweigerlich überall konfrontiert wird.

Das Resultat nach einer Woche: laut Waage 5 Kilogramm Körpergewicht weniger. Die Begeisterung hält sich jedoch in Grenzen, als sich Frau Normalo voller Vorfreude wieder einmal im Spiegel begutachtet. Ernüchterung macht sich breit, denn keinerlei positive Veränderung ist festzustellen. Ganz im Gegenteil: Ihre Arme und Beine scheinen noch mehr zu schwabbeln.

Sie beschließt, die diätische Ernährung weiterzuführen. Irgendwann müssen sich die Resultate auf der Waage ja auch mal im Spiegel bemerkbar machen, schließlich isst sie kaum noch etwas. Doch nach geraumer Zeit stellt Frau Normalo fest, dass nun auch die Ergebnisse auf der Waage stagnieren. Die Lage scheint zum ersten Mal aussichtslos. Daraufhin lässt Frau Normalo »das mit der Diät« bleiben und nimmt frustriert wieder ihre ursprünglichen Essgewohnheiten auf. Ein fataler Fehler, wie Frau Normalo nach nur zwei Wochen feststellen muss: 3 Kilogramm zugenommen – pures Fett.

Wie konnte es dazu kommen? Wie kann es sein, dass sich das Spiegelbild von Frau Normalo nach der ersten Diätwoche kein Stück ins Positive verändert hat, obwohl sie laut Waage 5 Kilogramm abnahm? Warum verliert sie nach der ersten Woche nicht weiter an Gewicht, obwohl sie die niedrige Kalorienzufuhr beibehält?

Es handelt sich hier um ein ziemlich komplexes Antibeispiel. Fangen wir an, es der Reihe nach zu untersuchen:

Fehler Nr. 1: Der Entschluss an sich, eine Diät zu beginnen, in der Hoffnung, damit »schwabbelnde« Oberschenkel und Arme wieder zu festigen.

Keine Diät der Welt kann hier Abhilfe schaffen – auch keine Cremes, Massagen oder andere durch skurrile Werbeversprechen angepriesene Produkte. Das Bindegewebe lässt sich nur durch gezieltes Krafttraining trainieren und festigen. Insbesondere gegen Cellulite ist Krafttraining ein wahres Wundermittel. Es sorgt unter anderem dafür, dass deine Muskeln spürbar fester werden; auch im unangespannten Zustand. Und da die Haut samt Bindegewebe mit der Muskulatur vernetzt ist, sorgst du so für eine intensive Straffung des Körpers. Frau Normalo hätte also anstatt mit einer Diät mit Krafttraining beginnen müssen.

Fehler Nr. 2: Das viel zu große tägliche Kaloriendefizit.

Der Körper schaltet evolutionsbedingt bei stark reduzierter Nährstoffzufuhr nach gewisser Zeit in eine Art Energiesparmodus, um das Überleben zu sichern. Unser Körper ist gezwungen, nun folgende Faktoren abzuwägen:

- Woher die fehlende Energie nehmen, um die Körpermasse und die wichtigsten Körperfunktionen aufrechtzuerhalten?
- Wie am effizientesten Energie einsparen?

Der Körper hat darauf eine sehr einfache Antwort gefunden: Er nimmt sich die fehlende Energie aus der Muskulatur, da diese ein Energiefresser ist und selbst im Ruhezustand reichlich Energie benötigt. So reduziert unser Körper im selben Zuge seinen Energiegrundbedarf, indem Muskelmasse abgebaut wird. Warum nimmt er sich die fehlende Energie nicht aus den »Fettpölsterchen«? Ganz einfach: Der Körper denkt, er befinde sich in einer lebensbedrohlichen Situation, und probiert das zu sparen, was er dringend fürs Überleben benötigt. Das sind evolutionsbedingt nun mal die Fettreserven und nicht das Muskelgewebe! Das erklärt auch, warum Frau Normalo nach einer Woche zwar 5 Kilogramm weniger wiegt, im Spiegel aber unförmiger wirkt als zuvor.

Frau Normalo führt die Diät zwar fort, verliert aber trotz minimaler Kalorienzufuhr kein Gewicht mehr. Das liegt daran, dass die Stoffwechselfunktionen zurückgefahren werden, um das Überleben trotz Nährstoffknappheit zu sichern. So kommt der Körper plötzlich mit weniger Energie aus.

Zu guter Letzt gilt es noch zu klären, wie Frau Normalo am Ende ganze 3 Kilogramm Fett zunehmen konnte, obwohl sie nur in ihr ursprüngliches Ernährungsmuster zurückgekehrt ist. Der berüchtigte Jo-Jo-Effekt ist schuld. Frau Normalos Körper hat sich im Laufe der Diät auf einen weitaus geringeren täglichen Grundumsatz eingestellt. Nun nimmt sie deutlich mehr Kalorien pro Tag zu sich, weshalb sich ihr Körper erneut anpassen muss, denn die Kalorienknappheit hat ein Ende. Die in der Diät verloren gegangene Muskelmasse kehrt aber leider nicht zurück, ohne dass etwas dafür getan wird. Daher nutzt ihr Körper die zusätzlichen Kalorien, die eigentlich Frau Normalos damalige Muskelmasse versorgt hätten, zum Füllen der Fettreserven für »schlechte Zeiten«.

Halten wir fest:

Bei Versprechen wie »Fünf Kilo in nur einer Woche abnehmen« handelt es sich um Radikaldiäten. Radikal deshalb, weil dem Körper ein Kaloriendefizit von 1000 Kilokalorien und mehr zugemutet wird. Wer das einige Wochen durchzieht, verliert mächtig an Gewicht. Den meisten ist jedoch nicht klar, dass der Grund für die

Gewichtsreduktion in den meisten Fällen vor allem auf den Verlust von Wasser, Glykogen, Elektrolyten, Muskeleiweiß und anderem fettfreiem Gewebe zurückzuführen ist und leider nicht auf den Verlust von Körperfett. Da verhältnismäßig mehr Muskelmasse und Wasser verloren gehen als Fett, bedeutet das, dass sich der Körperfettanteil prozentual betrachtet sogar erhöhen kann und man also »fetter« ist als vor der Diät.

Wie kann man stattdessen »schwabbelnde« Körperpartien, Cellulite, lästige Fettpölsterchen oder gar Übergewicht bekämpfen? Die Antwort darauf lautet: mit intensivem Krafttraining und einer nachhaltigen, an dein Ziel angepassten Ernährungsumstellung. Mehr Muskeln sorgen für eine athletische Körperform, stabilisieren deine Gelenke und schützen deine Organe. Das Beste aber ist, dass sich durch mehr Muskelmasse dein Grundumsatz erhöht. Das heißt, du verbrennst im Ruhezustand permanent mehr Kalorien, was deine Fettreserven noch schneller »zum Schmelzen« bringt.

Um nachhaltig pures Fett abzubauen, bedarf es also deutlich mehr Zeit als ein paar Wochen. Dafür wirst du mit einem straffen, schlanken Körper belohnt.

Auf den nächsten Seiten erfährst du Genaueres zur Ernährungs- und Trainingsweise während einer Diät.

Vorteile auf einen Blick

Krafttraining …

- ✔ verbrennt auch nach dem Workout noch Kalorien (»Nachbrenneffekt«).
- ✔ festigt und formt deinen Körper und strafft das Gewebe.
- ✔ erhöht deinen Kaloriengrundumsatz, wodurch du täglich automatisch mehr Kalorien verbrennst, auch an Tagen, an denen du nicht trainierst.
- ✔ hilft dir im Kampf gegen lästige Pfunde.

Um nachhaltig Körperfett abzunehmen und gleichzeitig eine straffe, definierte Figur zu bekommen, führt kein Weg an Kraftsport vorbei.

Liebe Frauen, habt keine Angst vor Muskeln!

Möglicherweise stellst du dir Muskelaufbau viel zu leicht vor. Neben dem richtigen Training kommt es auch auf eine perfekt getimte Ernährung an. Der entscheidende Punkt ist allerdings, dass gesunde Frauen allein aufgrund ihres Hormonhaushalts nicht einmal ansatzweise dazu in der Lage sind, so viel Muskelmasse aufzubauen wie Männer. Mitverantwortlich für massiven Muskelaufbau ist das männliche Hormon Testosteron. Der Testosteronwert einer Frau (18 Jahre) liegt im Normalfall bei 20 bis 75 ng/dL, der eines Mannes bei 300 bis 1000 ng/dL. So kommt eine Frau mit einem erhöhten Testosteronwert (z. B. 100 ng/dL) gerade einmal auf ein Drittel dessen, was ein testosteronarmer Mann aufbringt. Ohne chemische Präparate/Hilfsmittelchen ist es einer Frau deshalb nicht möglich, so massiv an Muskeln zuzulegen wie einem Mann.

Intensiver Kraftsport

Hast du dich dazu entschlossen, Kraftsport zu betreiben, solltest du darauf achten, nicht »auf der Stelle zu treten«. Viele scheuen sich vor Intensität und gehen das Training zu vorsichtig an. Obwohl sie die korrekte Ausführung beherrschen, unterfordern sie die Muskulatur. Beiß die Zähne zusammen und wähle immer die für dich schwerstmögliche Ausführung einer Übung, die du noch bei maximaler Sauberkeit der Bewegung ausführen kannst. Um Muskelwachstum anzuregen, musst du einen deutlichen Reiz setzen, den du nur erreichst, wenn du aus deiner Komfortzone herauskommst. Merke dir: Hast du die im Trainingsplan vorgeschriebene Anzahl an Wiederholungen absolviert und du hättest noch eine weitere geschafft, war das Trainingsgewicht zu leicht.

Warum wachsen Muskeln, wenn man sie trainiert?

Bevor wir uns mit dem eigentlichen Workout befassen, wollen wir dir eine grundlegende Vorstellung davon vermitteln, wie ein Muskel aufgebaut ist und warum er überhaupt wächst. Dank diesem Wissen kannst du effektiv trainieren, Anfängerfehler vermeiden und dein Ziel so schnell wie möglich erreichen.

Muskeln werden kräftiger und wachsen, wenn man sie trainiert; so viel steht fest. Hör dich doch mal aus Spaß bei Menschen in deinem Bekanntenkreis um, die Krafttraining betreiben, und frag sie, warum Muskeln wachsen, wenn man sie trainiert. Viele werden eine schwammige Antwort geben oder zugeben müssen, dass sie es nicht genau wissen. Du wirst sie bald aufklären können.

Um zu verstehen, wieso ein Muskel wächst, kommt man um einen kleinen (stark vereinfachten) Exkurs in die Muskelanatomie nicht herum: Der Mensch besitzt über 600 verschiedene Muskeln, wovon 400 zur Skelettmuskulatur gehören. Diese stabilisiert den Körper, macht es uns möglich, einzelne Körperteile zu bewegen, und wärmt uns. Jeder einzelne Muskel besteht aus zahlreichen parallel angeordneten Muskelfasern. Man kann sich diese wie ein Kabelbündel vorstellen. Zwischen den einzelnen Muskelfasern befinden sich kleinste Blutgefäße und Nervenfasern. Bindegewebe hält die einzelnen Muskelfasern zusammen und trennt die Muskelfaserbündel voneinander. Ein einziger Skelettmuskel besteht aus 10 bis 40 solcher Muskelfaserbündel.

Betrachtet man eine Muskelfaser unter dem Mikroskop, erkennt man, dass sie aus winzigen Komponenten, den sogenannten Myofibrillen, aufgebaut ist. Myofibrillen wiederum bestehen aus vielen nebeneinander angeordneten Sarkomeren, die durch sogenannte Z-Scheiben verbunden sind. Unzählige Sarkomere bilden also eine Myofibrille und unzählige Myofibrillen eine Muskelfaser. Die Myofibrillen machen übrigens 20 bis 30 % des gesamten Muskelvolumens aus.

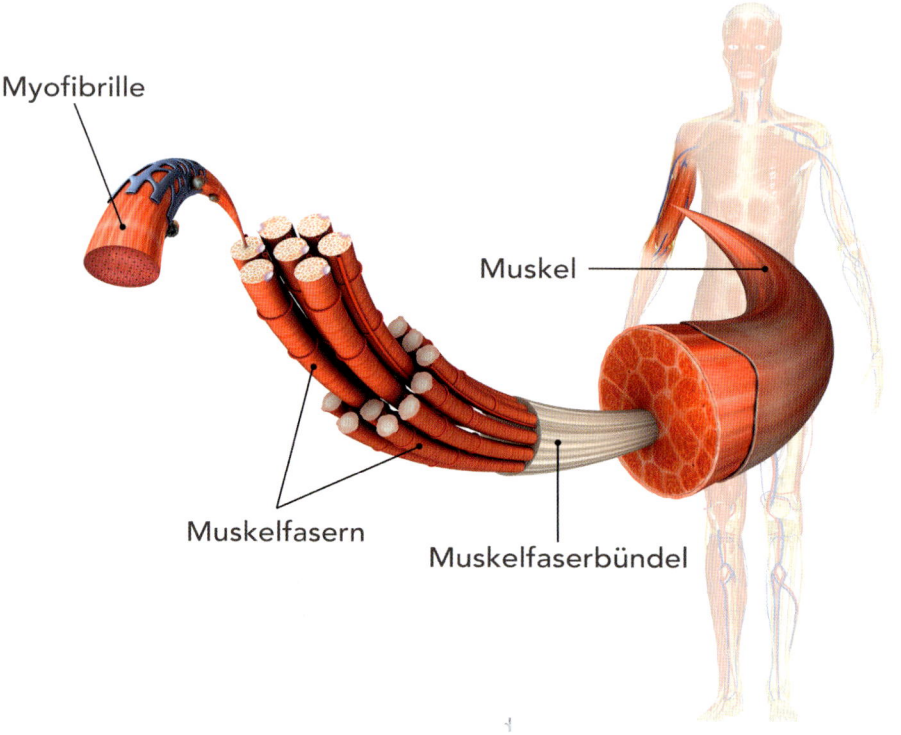

Myofibrille

Muskel

Muskelfasern

Muskelfaserbündel

Der Fachbegriff für das Wachstum von Muskeln lautet »Muskelhypertrophie«. Du weißt bereits, dass der entscheidende Muskelbestandteil die Muskelfasern sind. Durch intensives Krafttraining sendest du einen Wachstumsreiz an den Muskel. In der anschließenden Ruhephase passt sich der Körper an die Trainingsbelastung an, indem er den Muskel leistungsfähiger macht. Dabei werden keine neuen Muskelfasern gebildet, sondern vorhandene vergrößert. Dieser Vorgang nennt sich unter anderem auch Querschnittswachstum der Muskeln.

Bestimmt hast du schon von Menschen gehört, über die man sagt, sie seien »geborene (Ausdauer-)Läufer«. Und das sind sie wortwörtlich. Grund dafür ist die Tatsache, dass es zwei verschiedene (Haupt-)Arten von Muskelfasern gibt:

- Schnelle Muskelfasern, oftmals auch als weiße Muskelfasern bezeichnet (fachsprachlich »fast twitch« = schnell zuckend), können große Kräfte erzeugen, ermüden aber relativ schnell.
- Langsame Muskelfasern, oftmals auch als rote Muskelfasern bezeichnet (fachsprachlich »slow twitch« = langsam zuckend), erzeugen weniger Kraft als die schnellen Muskelfasern, ermüden aber nicht so schnell.

In allen Muskeln kommen beide Arten von Muskelfasern vor. Das Verhältnis der schnellen und langsamen Muskelfasern ist genetisch bedingt und beim Großteil der Menschen ungefähr gleich groß. Es kann jedoch vorkommen, dass jemand besonders viele langsame Muskelfasern besitzt, die nicht so schnell ermüden. Somit ist er der geborene (Ausdauer-)Läufer.

Was ist eigentlich Krafttraining?

Mach dir klar, dass bestimmte Belastungen des Körpers zu spezifischen körperlichen Anpassungen führen. Das heißt, je nachdem, wie die Muskulatur beansprucht wird, also je nach Trainingsart, reagiert sie anders. Eine Reaktion könnte sein, dass sie kräftiger wird. Denkbar ist auch, dass sie an Volumen gewinnt. Möglicherweise wird sie auch ausdauernder. Deshalb sollte man bei »Krafttraining« nicht automatisch an muskelbepackte Bodybuilder denken, denn man unterscheidet mehrere Formen:

- Maximalkrafttraining
- Muskelaufbautraining
- Kraftausdauertraining
- Schnellkrafttraining

Maximalkrafttraining

Hier steht nicht das Muskelwachstum im Vordergrund, sondern die Verbesserung der intramuskulären Koordination. Das intramuskuläre Training (= Maximalkrafttraining) steigert die Anzahl der aktivierten Muskelfasern. Je mehr Muskelfasern aktiviert werden können, desto höher ist die maximale Kraft. Die maximale Kraft hat also weniger mit »dicken Muskelpaketen« zu tun als mit einer gut trainierten intramuskulären Koordination (= IK). Beispiel: Ein nicht trainierender Mensch ist in der Lage, maximal 50 % seiner Muskelfasern zu aktivieren, wohingegen ein Sportler mit gut trainierter IK bis zu 95 % aktivieren und benutzen kann.

Vielleicht ist dir schon aufgefallen, dass es zwei Erscheinungsformen von Muskulatur gibt: eine steinharte und eine eher »weiche« Muskulatur. Erstere resultiert aus intramuskulärem Training. Maximalkrafttraining macht dich also nicht nur stärker, sondern sorgt auch für ein anderes Erscheinungsbild, nämlich für eine feste und straffe Muskulatur. Das Training zeichnet sich dadurch aus, dass das verwendete Trainingsgewicht nahezu 100 % deiner maximalen Kraft beansprucht. Die Kraft, die du aufwendest, muss »explosiv« eingesetzt werden. Eine Übung besteht meist aus fünf Sätzen à zwei bis sechs Wiederholungen. Dieses Training ist für Anfänger nicht geeignet.

Muskelaufbautraining

Beim Muskelaufbautraining steht das reine Muskelwachstum im Vordergrund, weniger der Kraftzuwachs. Das bedeutet, dass Menschen mit »großen Muskelbergen« nicht automatisch besonders stark sind. Im Muskelanatomie-Exkurs hast du bereits gelernt, dass Myofibrillen 20 bis 30 % des Muskelvolumens ausmachen. Wachsen sie, nimmt der Muskel an Volumen zu. Beim Muskelaufbautraining reagieren genau diese Myofibrillen mit Dickenwachstum und vergrößern den Muskel. Das Training zeichnet sich dadurch aus, dass ein Trainingsgewicht gewählt wird, mit dem acht bis zwölf saubere, gleichmäßige Wiederholungen zu bewältigen sind. Das Gewicht sollte 75 bis 85 % deiner maximalen Kraft beanspruchen und so gewählt werden, dass der Muskel nach der letzten Wiederholung eines jeden Satzes erschöpft ist und keine einzige weitere Wiederholung mehr schafft.

Kraftausdauertraining

Dieses Training sorgt dafür, dass Muskeln über einen längeren Zeitraum hohe Leistung vollbringen können, also weniger schnell ermüden. Es zeichnet sich durch hohe Wiederholungszahlen und ein moderates Trainingsgewicht aus. Beim Kraftausdauertraining geht es nicht darum, möglichst viel Gewicht zu stemmen, sondern die Leistung so lange wie möglich durchhalten zu können. Kraftausdauertraining sorgt dafür, dass Blutgefäße neu gebildet oder bestehende »verbessert« werden. Somit begünstigt Kraftausdauertraining die Durchblutung. Das Trainingsgewicht beträgt 40 bis 70 % der maximalen Kraft und die Zahl der Wiederholungen idealerweise 20 bis 25 pro Satz. Wer mit Kraftausdauertraining beginnt, führt maximal drei Sätze pro Übung aus, Fortgeschrittene führen bis zu fünf aus. Zwischen den Sätzen wird eine bis drei Minuten pausiert.

Schnellkrafttraining

Hier wird kaum Muskulatur aufgebaut, sondern die Fähigkeit der Muskeln trainiert, in kürzester Zeit so viel Kraft wie möglich zu entwickeln. Zudem wird das Zusammenspiel einzelner Muskeln und Muskelgruppen gestärkt.

Während Maximalkrafttraining mit sehr hohen Gewichten vor allem Kraft aufbaut, geht es beim Schnellkrafttraining darum, das bereits vorhandene Kraftpotential so schnell wie möglich abzurufen. Trainiert wird pro Übung in drei bis fünf Sätzen à fünf bis acht Wiederholungen, explosionsartig und technisch auf hohem Niveau ausgeführt. Die Pause zwischen den Sätzen sollte eine Minute betragen. Tennisspieler, Speerwerfer oder auch Sprinter erzielen mithilfe einer ausgeprägten Schnellkraft bessere Ergebnisse in ihrer Sportart. Schnellkrafttraining ist für Sportneulinge nicht geeignet.

Trainingsart	Auswirkung	Anzahl Sätze	Wieder-holungen
Maximalkraft	Kraftzuwachs, sorgt für eine harte Muskulatur, weniger für Volumenszuwachs	meist 5	2 - 6
Muskelaufbau	Wachstum des Muskelvolumens steht im Vordergrund, weniger der Kraftzuwachs	3 - 4	8 - 12
Kraftausdauer	Muskeln können über längeren Zeitraum Leistung vollbringen, geringes Wachstum des Muskelvolumens	3 - 4	20 - 25
Schnellkraft	Maximiert die »plötzliche« mögliche Kraftentfaltung, fördert das Zusammenspiel einzelner Muskeln und Muskelgruppen, kaum Wachstum des Muskelvolumens	3 - 5	5 - 8

Warum Sport zur Routine werden sollte

Der eine oder andere ist bereits von Natur aus mit einer »guten« Figur gesegnet. Als Frau erfreust du dich vielleicht schon einer ausgeprägten Hüfte, einer schlanken Taille und kaum Körperfett; als Mann hast du möglicherweise bereits eine gottgegebene V-Körperform, breite Schultern und kräftige Arme und Beine. Wieso dann also noch Sport treiben? Weil Sport noch viel mehr kann, als einen Körper zu formen!

Regelmäßiger Sport …

✔ senkt den Blutdruck und verbessert deinen Stoffwechsel. Somit sinkt dein Risiko, Herz-Kreislauf-Erkrankungen zu erleiden. Außerdem beugt er dem altersbedigtem Muskelschwund vor.

✔ reizt mit jeder Trainingseinheit dein Immunsystem, das dadurch stimuliert wird und besser funktioniert. Es bildet mehr »Killerzellen«, die dich vor Infekten schützen und Krankheitserreger bekämpfen.

✔ verbessert deine Denkleistung, indem das Gehirn während des Sports besser durchblutet wird und dadurch mehr Sauerstoff bekommt. Wird dein Körper regelmäßig gefordert, hast du es nachweislich leichter, dich zu konzentrieren.

✔ reduziert Stress, indem Hormone wie Adrenalin, Cortisol und Noradrenalin schneller abgebaut werden. Voraussetzung ist ein moderates Training, da bei einer Überanstrengung wieder Stress entstehen kann.

✔ lässt dich besser schlafen. Oftmals kann man partout nicht einschlafen, da der Körper am Abend noch zu »aktiv« ist. Sport wirkt in diesem Fall Wunder. Dein Körper kann sich auspowern – und du kannst dich danach besser entspannen.

✔ ist eine Gute-Laune-Droge. Während des Sports wird vermehrt das Glückshormon Serotonin ausgeschüttet, das mitverantwortlich ist für gute Stimmung.

✔ trainiert deine Disziplin. Mit einem trainierten Körper vermittelst du anderen allein durch dein äußeres Erscheinungsbild ein hohes Maß an Ehrgeiz und Durchhaltevermögen. Davon kannst du auch in anderen Lebenssituationen profitieren. In Kombination mit der richtigen Ernährung sorgt regelmäßiger Sport für einen athletischen Körper, in dem du dich rundum wohlfühlst. Die dadurch gewonnene positive Energie strahlt nach außen und lässt dich allgemein positiver wirken.

Das Trainingsprogramm: Mikro- und Makrozyklus

Auf den folgenden Seiten erfährst du, wie ein vollständiges Trainingsprogramm aussehen kann. Angefangen mit dem Aufbau einer einzelnen Trainingseinheit, geht es über zur Gestaltung einer Trainingswoche. Anschließend betrachten wir einen noch größeren Zeitraum – das gesamte Trainingsprogramm.

Die Trainingseinheit

Hier erfährst du, wie eine optimale Trainingseinheit aussieht. Vom Aufwärmen bis zum Cool-down gehen wir jeden einzelnen Schritt mit dir durch. Wie bei einem Aufsatz im Deutschunterricht, der in Einleitung, Hauptteil und Schluss gegliedert ist, sollte auch deine Trainingseinheit in drei Teile gegliedert werden:

Einleitung – das Aufwärmen

Oftmals unterschätzt, bietet das Aufwärmen nur Vorteile und sollte vor jedem Training durchgeführt werden. Es senkt das Verletzungsrisiko während des Trainings und sorgt dafür, dass du von Anfang an mit mehr Energie trainieren kannst. Entscheidend ist, dass du deinen Körper beim Aufwärmen nicht so stark forderst, dass er ermüdet, sondern gerade so intensiv, dass er auf »Betriebstemperatur« kommt.

Das klassische Aufwärmen kann auf dem Laufband, Fahrrad, Rudergerät, Crosstrainer oder durch gymnastische Übungen wie den »Hampelmann« oder Springseilspringen erfolgen. Wie lange es andauern sollte, hängt von der Umgebungstemperatur, der Jahreszeit und deiner körperlichen Befindlichkeit ab. Ein heißer Tag, an dem du sowieso schon aktiv warst, macht das Aufwärmen möglicherweise überflüssig. Wir empfehlen dir dennoch, immer ein fünf- bis zehnmütiges Aufwärmprogramm zu absolvieren, um Verletzungsgefahren aufgrund eines nicht gleichmäßig erwärmten Körpers möglichst auszuschließen.

Bevor im Hauptteil mit den Übungen und entsprechend hohem Gewicht gestartet wird, sollte jede Muskelgruppe auf die Belastung vorbereitet werden. Das klingt komplizierter, als es ist: Noch vor deinem ersten Satz führst du die Übung mit einem sehr geringen Trainingsgewicht aus, sodass du 12 bis 15 recht schnelle Wiederholungen ohne große Anstrengung schaffst. Danach startest du mit der eigentlichen Übung. Machst du mehrere Übungen pro Muskelgruppe, reicht ein Aufwärmsatz pro Muskelgruppe vor der ersten Übung.

Hauptteil – das Training

Die wichtigste Regel ist: Übungen, die viel Koordination erfordern, gehören an den Anfang des Trainings! Das heißt, dass insbesondere Grundübungen wie Kniebeugen, Bankdrücken und Co. zuerst durchgeführt werden. Anschließend können Isolationsübungen folgen, die koordinativ weniger anspruchsvoll sind.

Kennst du den Spruch: »Ein Team ist immer nur so stark wie sein schwächstes Glied«? Das trifft beim Training absolut zu. Wenn du deine Brust trainieren möchtest, fordert das nicht nur deine Brustmuskulatur, sondern auch deinen Trizeps. Den Trizeps vor der Brust zu trainieren, macht also keinen Sinn. Diverse Übungen für den Rücken beanspruchen deinen Bizeps. Auch hier macht es keinen Sinn, erst den Bizeps und dann den Rücken zu trainieren. Erkennst du das Schema? Brust- und Rückenmuskulatur sind große Muskelgruppen, Trizeps und Bizeps hingegen kleine. Merke dir also, dass große Muskelgruppen immer zuerst trainiert werden.

Gerade bei Übungen, die sich stark auf den Kreislauf auswirken, wie Kniebeugen, möchte man sich nach jedem Satz am liebsten nur noch hinlegen. Davon sei dringend abzuraten. Denn wer in der Pause aktiv dafür sorgt, dass der Kreislauf »in Fahrt« bleibt (zum Beispiel durch Herumgehen), erholt sich schneller und beugt möglichen »Tiefphasen« während des Workouts vor.

Eine Übung richtig auszuführen, bedarf voller Konzentration. Gespräche mit dem Trainingspartner sollten während der Ausführung eingestellt werden. Das Handy bleibt am besten weit weg. Nur wenn du maximal konzentriert bist, kannst du auch maximale Leistung erbringen und das Verletzungsrisiko minimieren.

Schluss – die Cool-down-Phase

Hat man das harte Training hinter sich, will man oftmals nur noch auf die Couch. Du solltest deinem Körper einen Gefallen tun und dich dazu zwingen, eine kurze Cool-down-Phase einzulegen. Auch wenn es nur zwei bis vier Minuten schnelles Gehen auf dem Laufband ist: Damit beschleunigst du die anschließende Regeneration und kannst Muskelkater vorbeugen.

Die Trainingswoche

Willst du dein aktuelles Leistungsniveau lediglich beibehalten, reicht eine Trainingseinheit pro Woche, bei der du den gesamten Körper trainierst. Wenn du allerdings deinen Körper aktiv formen und leistungsfähiger werden willst, solltest du mindestens zwei Trainingstage in deine Woche integrieren. Diese Tage sollten nicht aufeinanderfolgend, sondern gleichmäßig über die Woche verteilt sein, um notwendige Ruhepausen einhalten zu können. Auch bei zwei Trainingstagen ist es empfehlenswert, ein Ganzkörpertraining durchzuführen.

Eine andere Trainingsvariante ist das sogenannte Split-Training. Dabei wird nicht der gesamte Körper in einer Trainingseinheit trainiert, sondern lediglich bestimmte Muskelgruppen. Die nicht trainierten Muskelgruppen werden auf die anderen Trainingstage der Woche verteilt. Ein Split-Training ist erst bei mindestens drei

Trainingstagen pro Woche empfehlenswert. Welche Muskelgruppen du an einem Tag trainierst, ist keinesfalls willkürlich, sondern sollte sich anfangs am »Push-Pull System« orientieren. Das bedeutet, an einem Trainingstag werden sämtliche Muskeln beansprucht, die durch eine ziehende Bewegung (engl. »pull«) trainiert werden, wie zum Beispiel Rücken und Bizeps. Oftmals wird an diesem Tag auch noch das Beintraining durchgeführt. Am folgenden Trainingstag sind dann die Muskeln an der Reihe, die durch drückende Bewegungen (engl. »push«) trainiert werden, wie zum Beispiel die Brust-, Schulter- und Nackenmuskulatur sowie der Trizeps.

Nach Belieben kannst du nach einem 2er-, 3er-, 4er- oder 5er-Split vorgehen. Stell dir dafür vor, du unterteilst die gesamte zu trainierende Muskulatur in x Teile, wobei x für die Split-Art steht.

Wenn du kein Push-Pull-System anwendest, achte darauf, dass ein Muskel nicht an zwei aufeinanderfolgenden Tagen trainiert wird. Trainierst du zum Beispiel am ersten Tag die Brust, ist ein Trizepstraining am darauffolgenden Tag nicht angebracht, da der Trizeps bereits beim Brusttraining stark involviert war. Stattdessen bietet sich an, den Bizeps, Rücken, Bauch oder die Beine zu trainieren.

Trainingsanfängern raten wir zu einem Ganzkörpertraining oder einem 2er-Split. Bei beiden Varianten sollte an drei Tagen die Woche trainiert werden, zum Beispiel am Montag, Mittwoch und Freitag oder Samstag.

Eine Trainingswoche bezeichnet man übrigens auch als Mikrozyklus. Logischerweise gibt es auch einen Makrozyklus, nämlich das gesamte Trainingsprogramm.

Das Trainingsprogramm

Ein Trainingsprogramm dauert klassischerweise vier bis zehn Wochen. Die Trainingswoche, die zuvor beschrieben wurde, wird also vier- bis zehnmal hintereinander durchgeführt. Danach sollte ein neues Trainingsprogramm entwickelt werden, da sich die Muskulatur an die einzelnen Übungen bzw. die bestimmten Belastungen gewöhnt hat.

Auf Seite 65 haben wir dir erklärt, dass unterschiedliche Belastungen verschiedene Anpassungen des Körpers nach sich ziehen. Wer zum Beispiel auf Maximalkraft trainiert (zwei bis sechs Wiederholungen mit Maximalgewicht pro Satz), erreicht weniger Dickenwachstum der Muskulatur, aber einen Zuwachs an Kraft, woraus eine straffere, dichtere und härtere Muskulatur resultiert. Wer hingegen Muskelaufbau zum Ziel hat, also acht bis zwölf Wiederholungen pro Satz ausführt, trainiert insbesondere die Myofibrillen und sorgt dafür, dass die Muskeln an Volumen gewinnen. Der Kraftzuwachs steht im Hintergrund. Die Muskulatur kann dadurch viel kräftiger aussehen, als sie es tatsächlich ist. Wäre eine Kombination aus beidem nicht optimal? So ist es! Das optimale Krafttraining ist ein Wechsel zwischen Maximalkraft- und Muskelaufbautraining.

Im besten Fall wird das Trainingsgewicht oder die Anzahl der maximalen Wiederholungen mit jeder Trainingseinheit gesteigert. Irgendwann kommt der Punkt, an dem deine Erfolge stagnieren und eine Steigerung nicht mehr möglich ist. Hier wechselt man in den entsprechend anderen Makrozyklus. Die Maximalkraft-Trainingsphase sollte zwischen drei und vier Wochen andauern. Ist es dir immer noch möglich, das Gewicht oder die Anzahl der Wiederholungen (maximal sechs) zu steigern, verlängerst du die Phase um eine weitere Woche. Anschließend folgt wieder ein acht- bis zehnwöchiges Muskelaufbautraining. Auch hier sollte mit jeder Trainingseinheit das Gewicht oder die Anzahl der Wiederholungen (maximal zwölf) gesteigert werden.

Halten wir fest: Du weißt jetzt, dass es verschiedene Arten von Krafttraining gibt, die sich nicht nur in der Ausführung, sondern auch in den Resultaten unterscheiden (siehe Übersicht auf Seite 68). Außerdem hast du erfahren, wie eine Trainingseinheit aufgebaut ist und wie oft man trainieren sollte. Bevor es im Kapitel *Fitnessübungen* um einzelne Übungen und deren Ausführung geht, lernst du noch zwei weitere Regeln für erfolgreiches Training kennen.

Superkompensation

Dass es nicht sinnvoll ist, denselben Muskel an zwei aufeinander-folgenden Tagen zu trainieren, haben wir dir bislang beiläufig »un-tergemogelt«. Tatsächlich steckt ein ausgeklügeltes Prinzip dahin-ter: das Prinzip der Superkompensation.

Sicherlich hast du schon einmal erlebt, dass sich infolge einer be-stimmten Belastung Hornhaut gebildet hat. Eine smarte Reaktion des Körpers, denn er passt sich an die erhöhte Belastung an, in-dem er die verschlissene Haut nicht nur kompensiert (erneuert), sondern superkompensiert (verstärkt). Ähnliches passiert beim Krafttraining: Infolge einer starken Belastung kommt es zu Kraft- und Muskelwachstum: eine Anpassung des Körpers, um den aus-gesetzten Belastungen besser standhalten zu können.

Diese Anpassung geschieht nicht innerhalb weniger Minuten oder Stunden, sondern benötigt durchaus ein paar Tage und wird auch als Regenerationszeit bezeichnet. Das Warten zahlt sich aus; an-schließend ist der Körper leistungsfähiger als zuvor!

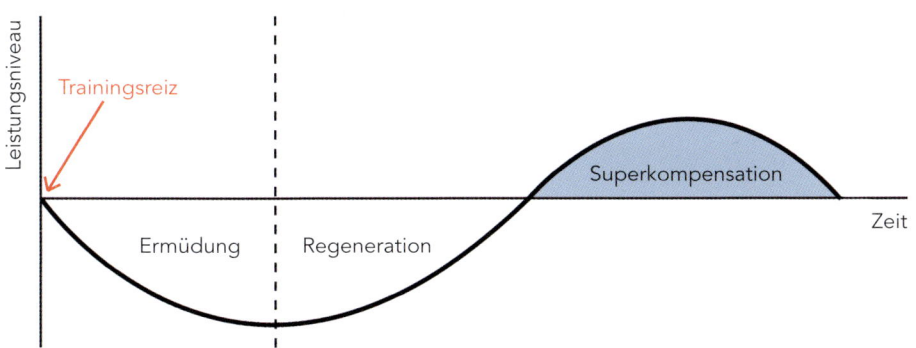

Mit Setzen des Trainingsreizes erfolgt die Ermüdung und anschließende Regeneration des Muskels über das ursprüngliche Leistungsniveau hinaus, was durch den blauen Bereich gekennzeichnet wird.

Trainingsreiz und Timing

Der Trainingsreiz sorgt dafür, dass die entsprechende Muskulatur ermüdet. So fällt beispielsweise nach einem intensiven Beintraining das Treppensteigen am nächsten Tag schwer. Es folgt die Erholung des Muskels und durch anschließende Superkompensation eine Anpassung über das aktuelle Leistungsniveau hinaus. So stellt sich der Körper auf ein höheres Trainingsniveau ein. Nach ungefähr drei Tagen nimmt das dazugewonnene Kraftpotential allerdings wieder ab.

Das Ziel sollte es nun sein, den nächsten Trainingsreiz der zuvor beanspruchten Muskulatur innerhalb der Superkompensation zu setzen und diesen zu erhöhen. Das Ergebnis ist ein ständig wachsendes Leistungsniveau, zumindest in der Theorie, wie die nächste Grafik veranschaulicht:

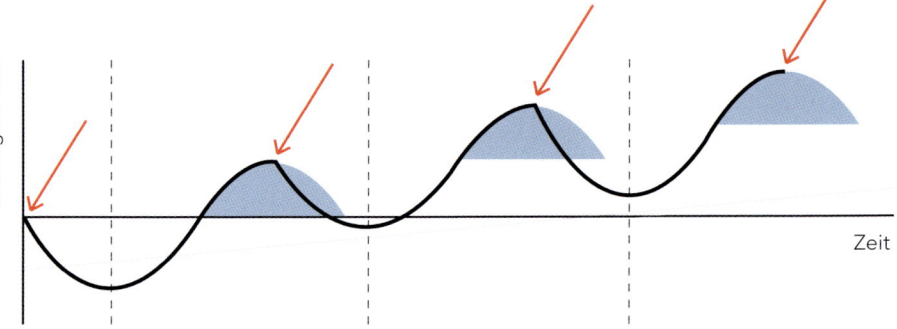

Theoretisch ist der optimale Zeitpunkt für einen neuen Trainingsreiz das Maximum der Superkompensation.

Wie entscheidend es ist, ausreichend Regenerationszeit einzuhalten, zeigt die folgende Grafik. Denn wird der nächste Trainingsreiz bereits in der Erholungsphase gesetzt, sind also die Regenerationsphasen zu kurz, kann das Leistungsniveau sogar abfallen. Man hört in diesem Zusammenhang immer wieder den Begriff »Übertraining«, also zu viel Training in zu kurzer Zeit.

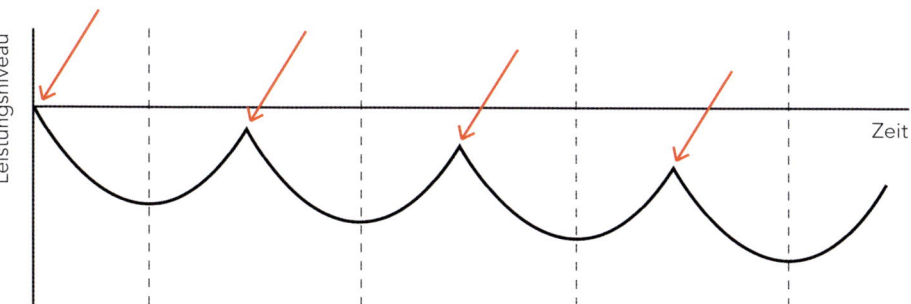

Noch vor Ende der Regeneration des Muskels erfolgt hier der neue Trainingsreiz. Eine Superkompensation über das ursprüngliche Leistungsniveau hinaus findet nicht statt. Das Leistungsniveau sinkt.

Solltest du bereits Krafttraining betreiben und festgestellt haben, dass du »auf der Stelle trittst« und dich nicht weiter steigern kannst, könnte der Grund dafür eine zu lange Regenerationsphase sein. Der nächste Trainingsreiz folgt in diesem Fall genau dann, wenn die Phase der Superkompensation so weit abgenommen hat, bis wieder das Ausgangsniveau erreicht ist:

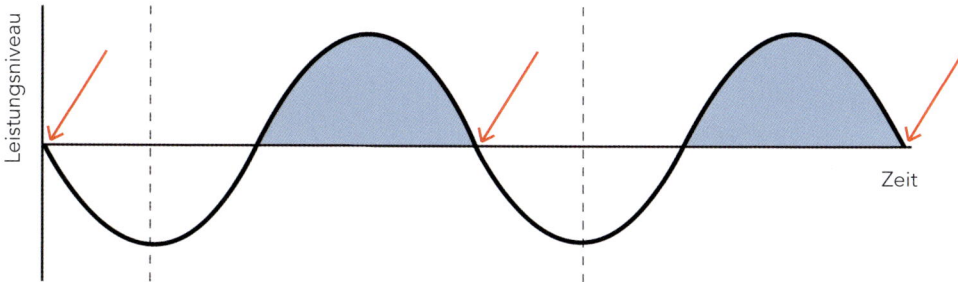

Der neue Trainingsreiz erfolgt immer genau dann, wenn der leistungssteigernde Effekt der Superkompensation bereits vorrüber ist.

Das richtige Timing ist also das A und O, wenn es darum geht, nachhaltig Erfolge zu erzielen. Optimalerweise erfolgt der nächste Trainingsreiz immer genau dann, wenn das Maximum der Superkompensation erreicht ist. Zumindest theoretisch. Selbst wenn es dir möglich wäre, immer den optimalen Zeitpunkt für den nächsten Muskelreiz zu treffen, kannst du die Leistung nicht unbegrenzt und mit jedem Training steigern. Das würde ja bedeuten, dass es nach jahrzehntelangem Kraftsport möglich wäre, hunderte oder gar tausende Kilogramm zu stemmen. Es gilt in der Tat folgender Zusammenhang: Je länger man Kraftsport betreibt, desto geringer fällt die Anpassung des Körpers auf den Trainingsreiz aus. Irgendwann ist (zeitlich gesehen) ein so hohes Trainingsniveau erreicht, dass sich der Körper an die massive Belastung gewöhnt hat und Steigerungen kaum noch möglich sind.

Selbst der eine oder andere Sportler, der »erst« ein oder zwei Jahre trainiert, kann manchmal das Gefühl haben, eine Art Plateau erreicht zu haben und nur noch stagnierende Leistungen zu verzeichnen. Eine mögliche Erklärung – neben einer eventuell zu kurzen Regenerationsphase – könnte ein zu geringer oder gar ausbleibender Trainingsreiz infolge eines zu monotonen Trainings sein. Denn um die Superkompensation in vollem Maße ausschöpfen zu können, muss die kurzzeitige Leistungssteigerung des Körpers auch genutzt und die Leistungsintensität der nächsten Trainingseinheit erhöht werden. Wer die Intensität des Trainings nicht erhöht, braucht sich über stagnierende Leistungen nicht zu wundern, wie die nächste Grafik zeigt:

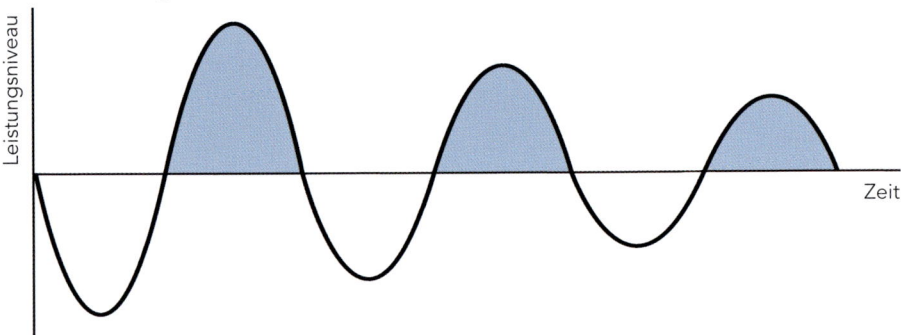

Die Trainingsintensität ist nicht hoch genug, was man an der immer kleiner werdenden Ermüdung des Muskels sieht.

Kritik am Modell

Möglicherweise stellst du dir nun die Frage, nach wie vielen Tagen das Maximum der Superkompensation erreicht ist und woran man dies merkt. Die schlechte Nachricht vorweg: Wir können es dir leider nicht sagen. Keine wissenschaftliche Methode ist in der Lage, dein persönliches Maximum der Superkompensation vorherzusagen. Es handelt sich hier um ein rein theoretisches Modell, das die Anforderungen an die Trainingsgestaltung im zeitlichen Verlauf allgemein formuliert.

Das Modell der Superkompensation ist sehr anschaulich und nachvollziehbar, lässt sich aber nicht pauschal auf den gesamten Trainingsprozess übertragen. Zu viele Parameter lassen sich durch das einfache Modell nicht darstellen. So brauchen die verschiedenen Funktionssysteme des Körpers unterschiedlich lange Regenerationszeiträume. Während Kreatinphosphat, der schnelle Energielieferant, nur wenige Minuten zur Regeneration benötigt, brauchen die Glykogenspeicher schon einige Stunden. Die Muskelzellen benötigen je nach Belastung sogar mehrere Tage. Auch Trainingslevel, Alter und Geschlecht werden im Modell nicht berücksichtigt.

Man muss kein Experte sein, um zu erkennen, dass das Modell der Superkompensation die Realität nicht abbildet. Entsprechend wird es häufig kritisiert. Die Anforderungen an ein optimales Training lassen sich jedoch sehr gut nachvollziehen. Daher fassen wir für dich die wichtigen Punkte der Superkompensation noch einmal zusammen:

- ✔ Auf eine intensive Belastung folgt eine Anpassung.
- ✔ Ein Muskel sollte vollständig regeneriert sein, bevor er erneut trainiert wird.
- ✔ Es gibt eine optimale Dauer der Regeneration, die es allerdings individuell auszutesten gilt. Natürlich kann in der Zwischenzeit eine andere Muskelgruppe trainiert werden.
- ✔ Die Trainingsintensität sollte möglichst mit jedem Training erhöht werden, um Leistungsplateaus zu vermeiden.

Monotonie ist der Tod des Fortschritts

Um ein Leistungsplateau zu überwinden oder es gar nicht erst so weit kommen zu lassen, gilt es unter allen Umständen, Monotonie beim Training zu vermeiden.

Denk an deinen Postboten. Er fährt vielleicht schon seit zehn Jahren mit dem Postfahrrad von Straße zu Straße und verteilt die Post. Dennoch ist er vermutlich nicht in der Lage, bei der Tour de France mitzuhalten. Er hat zwar ein ziemlich hohes Leistungs- bzw. Ausdauerniveau erreicht, wird sich aber leistungstechnisch allein durch das jobbedingte Fahrradfahren nicht weiter verbessern, da er die Belastung (= den Trainingsreiz) nicht ständig steigert. Das lässt sich auf das Fitnesstraining übertragen: Wer trainiert, ohne die Belastung ständig zu steigern, wird langfristig nicht den Erfolg erzielen, den er sich erhofft. Trainiere stattdessen progressiv, das heißt mit kontinuierlicher Erhöhung der Belastung!

Nun mag man meinen, es reiche, »einfach nur« das Trainingsgewicht mit jeder Trainingseinheit zu erhöhen. Das ist im Grunde auch nicht falsch und wahrscheinlich der bekannteste Weg, die Intensität zu erhöhen. Wenn du Muskeln aufbauen möchtest, wähle beispielsweise das Trainingsgewicht so, dass du gerade so acht Wiederholungen schaffst. Trainiere damit so lange, bis du zehn oder zwölf Wiederholungen schaffst, und erhöhe dann das Gewicht so weit, bis du wieder nur acht Wiederholungen schaffst. Irgendwann kommst du wahrscheinlich an einen Punkt, an dem das Gewicht auch mit größter Anstrengung nicht mehr zu erhöhen ist. Glücklicherweise gibt es noch mehr Möglichkeiten, die Trainingsbelastung zu steigern. Diese stellen wir dir nun im Einzelnen vor.

Erhöhung der Kadenz

Die Kadenz meint die Gesamtzeit der Übungsdauer. Benötigst du für die Bewältigung von acht Wiederholungen beispielweise 30 Sekunden, ist die Intensität höher als bei acht Wiederholungen, die 20 Sekunden dauern. Wenn es dir also nicht möglich ist, das Gewicht weiter zu steigern, führe die Übung langsamer aus. Achte darauf, dass die exzentrische (= muskelstreckende) Phase länger dauert als die konzentrische, um die Belastung zu maximieren. Beim Bankdrücken würde das bedeuten, dass die Abwärtsbewegung länger dauert als die Aufwärtsbewegung.

Erhöhung des Belastungsumfangs

Hierbei geht es darum, die Trainingshäufigkeit zu erhöhen. Dafür gibt es zwei Möglichkeiten: Trainiere häufiger. Erweitere deine wöchentlichen Trainingseinheiten um eine oder zwei weitere Einheiten. Sollte dir dies zeitlich nicht möglich sein, erhöhe stattdessen die Anzahl der Sätze. Weit verbreitet ist ein Training mit jeweils drei Sätzen pro Übung. Es spricht allerdings nichts dagegen, diese Anzahl auf vier oder gar fünf zu erhöhen, um die Belastung zu steigern und somit den Trainingsreiz zu maximieren.

Erhöhung der Reizdichte

Diese Möglichkeit kommt besonders denjenigen zugute, die Wert auf ein kurzes und knackiges Training legen. Verringere hierfür die Pausenzeit zwischen den einzelnen Sätzen. Insbesondere bei kleineren Muskelgruppen (Bizeps, Trizeps, Schulter, Bauch, Nacken) ist eine Pausenzeit von 60 oder gar nur 45 Sekunden in den meisten Fällen ausreichend.

Mehr Abwechslung

Spätestens seit dem Kapitel »Das Trainingsprogramm« weißt du, dass ein Trainingsprogramm lediglich vier bis zehn Wochen durchgeführt werden sollte. Dann muss ein neues her, da sich die Muskulatur an die Belastung gewöhnt hat und der Trainingsreiz immer kleiner wird. Wer beispielsweise zehn Wochen lang klassisches Bankdrücken mit einer Langhantel absolviert hat, wird sich wundern, wie schwer ihm Bankdrücken mit zwei einzelnen Hanteln fallen wird und wie stark er seinen Brustmuskel am nächsten Tag spüren wird. Sorge also regelmäßig für Abwechslung, indem du dir alle vier bis zehn Wochen neue Trainingsprogramme erstellst und die Übungen variierst.

Trainingsdokumentation

Um die Trainingsintensität stetig zu erhöhen, gibt es mehrere Möglichkeiten, wie du im vorangegangenen Kapitel erfahren hast. Eine Möglichkeit ist die kontinuierliche Erhöhung des Trainingsgewichts. Je nach Trainingsart und -häufigkeit können wöchentlich gut und gern 20 oder mehr verschiedene Übungen durchgeführt werden. Nimmt man an, dass drei Sätze pro Übung durchgeführt werden, müsste sich der Trainierende 60 verschiedene Kombinationen aus Trainingsgewicht und Anzahl der Wiederholungen merken, um beim nächsten Training die Intensität präzise zu steigern.

Es mag viele Sportler geben, die »frei Schnauze« trainieren. Sie folgen zwar einem bestimmten Übungsablauf, das Gewicht und die Wiederholungsanzahl variieren jedoch meist von Training zu Training – positiv und negativ. Denn wer vergessen hat, wie viel Gewicht er beim letzten Training verwendet hat und nun ein geringeres Gewicht einsetzt als in der Vorwoche, verschenkt kostbare Zeit. Zeit, die ihn schneller an sein Ziel bringen könnte.

Willst du so effektiv wie möglich trainieren, gehört eine angemessene Trainingsdokumentation dazu. Die Dokumentation der erbrachten Leistungen bringt einen weiteren Vorteil mit sich: Du hast die Möglichkeit, deine Erfolge Schwarz auf Weiß zu sehen! Sei es der Verlust an Körperfett in Kilogramm, der wachsende Po- oder Bizepsumfang in Zentimetern oder schlichtweg der Kraftzuwachs – der daraus resultierende positive Einfluss auf deine Motivation sollte auf keinen Fall verschenkt werden. Die sorgfältige Dokumentation deines Trainings in Form eines »Trainingstagebuchs« bringt dich schneller an dein Ziel. Wie detailliert du dein Trainingstagebuch führst, bleibt dir überlassen. Auch ob du ein kleines Büchlein oder lieber einzelne Blätter benutzt, ist Geschmackssache. Wir stellen dir im Folgenden einige Grundelemente vor, die bei keiner Trainingsdokumentation fehlen sollten:

Ziel: Muskelaufbau **Start: 04.03.2017** **Ende: 04.05.2017** **3er-Split: Brust/Bizeps, Rücken/Beine, Schulter/Trizeps/Bauch** **Satzpausenzeit: 60-90 Sekunden**

Datum	Bankdrücken	Schrägbank-drücken mit KH	Fliegende	Bizepscurls mit SZ-Stange	Hammercurls	Körper-gewicht	Nachtrag für Folgetag
04.03.2017	12 / 10 / 10 70 72,5 72,5	11 / 11 / 9 22,5 22,5 25	12 / 12 / 10 10 12,5 12,5	12 / 11 / 11 20 22,5 22,5	12 / 8 / 7 12,5 15 15	69,2	sehr starker Muskelkater
09.03.2017	12 / 10 / 10 72,5 75 75	12 / 10 / 9 22,5 25 25	11 / 10 / 10 12,5 12,5 12,5	12 / 12 / 9 22,5 25 25	10 / 8 / 8 15 15 15	69,1	starker Muskelkater
14.03.2017	12 / 11 / 10 75 75 75	11 / 11 / 10 25 25 25	12 / 12 / 10 12,5 12,5 12,5	11 / 9 / 8 25 25 25	10 / 10 / 9 15 15 15	69,4	mittelstarker Muskelkater
19.03.2017	12 / 12 / 10 75 75 77,5	12 / 11 / 8 25 25 27,5	9 / 7 / 10 15 15 12,5	12 / 11 / 10 25 25 25	12 / 12 / 7 15 15 17,5	69,9	leichter Muskelkater
24.03.2017	12 / 10 / 9 77,5 77,5 77,5	12 / 10 / 8 25 27,5 27,5	10 / 8 / 8 15 15 15	12 / 12 / 9 25 25 27,5	12 / 9 / 7 15 17,5 17,5	70,2	mittelstarker Muskelkater
29.03.2017	12 / 12 / 8 77,5 77,5 80	11 / 10 / 8 27,5 27,5 27,5	11 / 9 / 8 15 15 15	10 / 10 / 10 27,5 27,5 27,5	11 / 8 / 8 17,5 17,5 17,5	70,7	erhöhte Muskel-spannung

Du siehst auf der Seite zuvor ein mustergültiges Trainingstagebuch. Ausgangspunkt ist ein 3er-Split-Training. Hier abgebildet ist einer der drei »Split-Tage« (Brust und Bizeps). Jeder Split-Tag bekommt seine eigene Tabelle.

Die einzelnen Elemente des Trainingstagebuchs

Kopfzeile: Trage hier dein Ziel ein, Start- und Enddatum des Trainingsprogramms, welches Trainingsprogramm absolviert wird (beispielsweise »Ganzkörper«, »2er-Split«, »3er-Split«) sowie die Satzpausenzeit, also die Dauer der Pause zwischen den einzelnen Sätzen.

Datum: Um die für dich optimale Regenerationszeit zu erproben, ist das Datum des Trainingstages ein Muss. Bemerkst du beispielsweise stagnierende Leistungen im Laufe der Wochen, kannst du anhand des dokumentierten Trainingsdatums exakt nachvollziehen, wie viel Regenerationszeit du hattest, und diese entsprechend verlängern oder verkürzen.

Übungen: In den nächsten Spalten werden die im Trainingsplan enthaltenen Übungen eingetragen. Im jeweils zugehörigen Feld werden die Wiederholungszahlen und darunter die Trainingsgewichte der einzelnen Sätze eingetragen. Du weißt somit ganz genau, wie viel Gewicht bzw. wie viele Wiederholungen du im nächsten Training schaffen solltest: nämlich mehr! Selbst eine Wiederholung mehr als im Training zuvor ist bereits eine Steigerung.

Körpergewicht: Wer ab- oder zunehmen will, für den ist das Körpergewicht das wohl wichtigste Indiz dafür, ob ein Training erfolgreich ist oder nicht. Notiere daher regelmäßig dein Körpergewicht. Achte darauf, dich stets zur selben Tageszeit zu wiegen, zum Beispiel vor dem Schlafengehen, um die Datenreihe so aussagekräftig wie möglich zu halten.

Nachtrag für Folgetag: In diese Spalte gehören Kommentare wie »schwerer Muskelkater« oder »nichts vom Training spürbar«. Anhand dieser Daten kannst du später herausfinden, ob die Trainingsintensität zu gering oder genau richtig war.

Abhängig von deinem Ziel kannst du beliebig viele Spalten ergänzen. Wer einen großen Bizeps als Ziel hat, sollte die Spalte »Bizepsumfang in Zentimetern« ergänzen. Jemand mit dem Ziel, einen voluminöseren Po zu bekommen, ergänzt die Spalte »Po-Umfang in Zentimetern«.

Lasse dich während des Trainings nicht zu sehr von deinem Trainingstagebuch ablenken. Es dabeizuhaben ist vorteilhaft, gerade wenn das Kurzzeitgedächtnis Besseres zu tun hat, als sich Trainingsgewichte zu merken. Aus Erfahrung ist es allerdings ratsam, die Dokumentation nicht direkt während der Übung zu machen, sondern in den kurzen Pausen zwischen den einzelnen Übungen oder anschließend zu Hause. Nur so bleibt dein Fokus auf dem Training an sich.

Erfolgskontrolle

Im Lauf der Zeit wird dein Trainingstagebuch sehr umfangreich werden. Geht man davon aus, dass ein Trainingsprogramm acht Wochen dauert, sind das in einem Jahr fast sieben verschiedene Trainingsprogramme. Wer seine Workouts regelmäßig dokumentiert und sorgfältig abheftet, kann mit dem Material, das sich allein in einem Jahr ansammelt, richtig Wissenschaft betreiben. Zumindest sollte erkennbar sein, welches Trainingsprogramm besonders große Erfolge erzielt hat und worin sich dieses von den anderen unterscheidet, die weniger Erfolge mit sich gebracht haben. Liegt es an der Zusammenstellung der Übungen? An der Satzpausenzeit? An der Anzahl der Wiederholungen oder vielleicht am Trainingsprogramm selbst (Split-Training, Ganzkörper …)?

Quick-Tipp:
Sich sein eigenes Trainingstagebuch zusammenzustellen, ist gar nicht schwer! Mit dem Kauf dieses Buches hast du zusätzlich den Zugang zum passwortgeschützten Bereich von www.gymera.de erhalten. Dort findest du unter anderem eine PDF-Vorlage für dein persönliches Trainingstagebuch.

Hardgainer, Softgainer, Normalgainer

Sicher bist du schon über die Begriffe »Hardgainer«, »Softgainer« und »Normalgainer« gestolpert. In Fachliteratur ist oftmals auch die Rede von »ektomorph«, »mesomorph« und »endomorph«. Wir erklären dir, was sich dahinter verbirgt und welcher Begriff auf dich zutreffen könnte, und geben dir Ratschläge, die du beachten solltest, um optimal zu trainieren.

Die Begriffe »Hardgainer«, »Softgainer« und »Normalgainer« beschreiben drei Typen von Körperbau bzw. drei Stoffwechseltypen mit unterschiedlicher Fähigkeit, Muskeln aufzubauen. Kaum ein Mensch ist nur einem der drei Typen zuzuordnen. Mischtypen, die Merkmale aus verschiedenen Körperbautypen aufweisen, treten am häufigsten auf. Die Tendenz kann sich auch im Laufe des Lebens ändern.

Hardgainer oder »ektomorph«

Äußeres Erscheinungsbild: lange, feingliedrige Arme und Beine sowie schmale Schultern. Der Oberkörper ist im Verhältnis oft relativ kurz, die Haare sind eher dünn. Da sein Stoffwechsel immer auf Hochtouren läuft, ist der Körperfettanteil sehr niedrig, was die Muskulatur sehr definiert erscheinen lässt. Dieser Stoffwechseltyp wird als Hardgainer bezeichnet, weil es ihm schwerfällt, Muskelmasse aufzubauen. Die meisten der zugeführten Kalorien werden schnell verbrannt und dienen daher kaum zum Aufbau neuer Masse.

Ist das Ziel Muskelaufbau, sollte sich der Hardgainer fast ausschließlich auf Krafttraining beschränken und längere Einheiten Cardio-Sport wie Joggen oder Radfahren eher meiden, da er sonst wichtige Masse verbrennt, die er für den Muskelaufbau benötigt. Seine Ernährung sollte reich an komplexen Kohlenhydraten und hochwertigem Eiweiß sein und im besten Fall aus drei reichhaltigen Hauptmahlzeiten und zwei Snacks bestehen.

Softgainer oder »endomorph«

Äußeres Erscheinungsbild: eine breitere, ausladende Figur, eher kurze Arme und Beine, ein rundliches Gesicht, eher dünne Haare sowie eine »weiche Muskulatur«, die das gesamte Erscheinungsbild weich und rund wirken lässt. Hauptmerkmal des Softgainers ist die Neigung, leicht Körperfett einzulagern, wodurch er es sehr schwer hat, eine definierte Muskulatur zu erlangen. Auf der anderen Seite baut der Softgainer ziemlich schnell Muskelmasse auf.

Neben Krafttraining sollten vor allem regelmäßige Cardio-Einheiten wie Radfahren, Laufen oder Schwimmen eingelegt werden, um überschüssige Kalorien zu verbrennen und Fett dauerhaft abzubauen. Die Ernährung sollte sehr bewusst ausfallen. Optimal ist eine kohlenhydratarme und sehr proteinreiche Ernährung. Gesättigte Fette und Zucker sollten vom Speiseplan gestrichen werden. Neben ausreichend Wasser sollte regelmäßig grüner Tee konsumiert werden; dieser regt den Stoffwechsel an.

Normalgainer oder »mesomorph«

Äußeres Erscheinungsbild: von Natur aus eher breite Schultern, ein markantes Gesicht sowie volles und starkes Haar. Oft hat der Normalgainer auch große Hände und Füße. Der Oberkörper hat bei Männern meist schon von Natur aus eine V-Form. Die Silhouette einer mesomorphen Frau ähnelt einer Sanduhr. In Kombination mit einem optimalen Stoffwechsel fällt es dem Normalgainer vergleichsweise leicht, Muskeln aufzubauen.

Beim Krafttraining sollte darauf geachtet werden, dass die von Natur aus guten Körperproportionen beibehalten werden. Optimal ist ein abwechslungsreiches Workout, bestehend aus Krafttraining und Cardio-Einheiten. Während des Workouts sind lange Belastungsphasen und relativ kurze Pausen wichtig. Die Ernährung sollte reich an Proteinen und gesunden Kohlenhydraten sein. Der »Cheat Day«, an dem gegessen wird, worauf man Lust hat, wird von ihm am leichtesten weggesteckt.

Grundsätzlich gilt: Ganz egal, welcher Typ du bist – wenn du dich an die richtige Ernährungsweise und einen ausgeklügelten Trainingsplan hältst, gelingt Fettreduktion und Muskelaufbau bei jedem gesunden Stoffwechseltyp.

Finde heraus, welcher Stoffwechseltyp du bist!

Auf dieser Seite hast du die Möglichkeit, selbst herauszufinden, welchem Stoffwechseltyp du angehören könntest. Denk daran, dass die wenigsten Menschen nur einem Stoffwechseltyp entsprechen; wahrscheinlich bist du eine Mischform. Markiere die für dich zutreffenden Felder. Anschließend wirst du sehen, in welcher Spalte du am meisten markiert hast. Die Spaltenüberschrift besagt, welchem Stoffwechseltyp du angehören könntest.

	Hardgainer	Normalgainer	Softgainer
Muskelaufbau	langsam	durchschnittlich	schnell
Körperfett	niedrig	durchschnittlich	hoch
Gesichtsform	weder rundlich noch markant	markant	rundlich
Haare	eher dünn	voll und stark	eher dünn
Körperform	sehr schlank, lange Gliedmaßen, wenig Muskeln	athletisch gebaut	weich und rundlich
Essgewohnheit	»Ich kann essen, was ich will, ohne zuzunehmen.«	»Ich setze nicht sofort Fett an. Nur, wenn ich oft viel und falsch esse.«	»Ich sollte mir den ein oder anderen ungesunden Snack verkneifen.«

Zusätzlich kannst du anhand deines äußeren Erscheinungsbilds feststellen, welchem Stoffwechseltypen du angehören könntest.

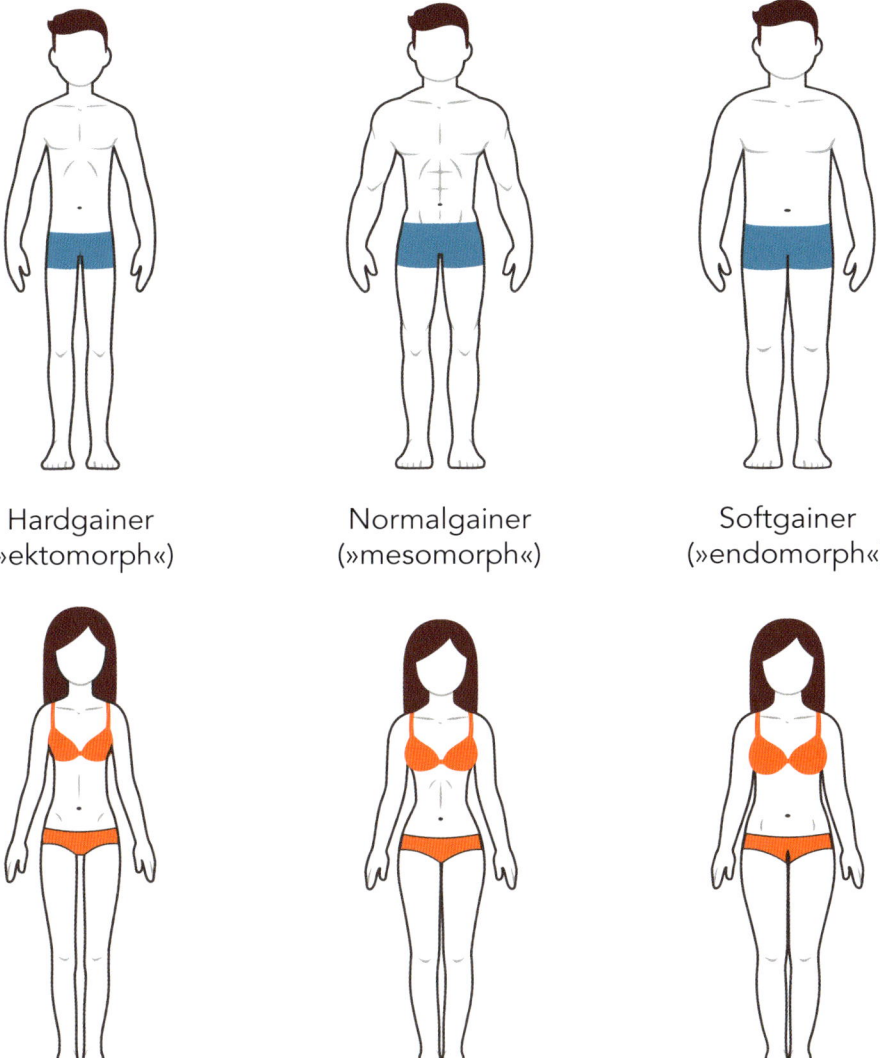

Hardgainer
(»ektomorph«)

Normalgainer
(»mesomorph«)

Softgainer
(»endomorph«)

Supplemente im Check

Nahrungsergänzungsmittel, auch Supplemente genannt, dienen der Unterstützung der täglichen Ernährung, indem sie Nährstoff-defizite ausgleichen. So vielfältig die Produktpalette ist, so unübersichtlich ist auch der Markt der Supplemente. Wir beschränken uns daher auf die im Fitnessbereich meistverbreiteten Nahrungsergänzungsmittel, deren Wirkung bereits erwiesen ist.

Eiweißpulver

Da die Muskulatur zu einem großen Teil aus Eiweißen besteht, liegt es auf der Hand, dass dem Körper mehr Eiweiß als üblich zugeführt werden muss, damit Muskeln wachsen können. Auch damit die Muskulatur während einer Diät oder Definitionsphase erhalten bleibt, ist ausreichend Eiweiß erforderlich. Ein Eiweißshake ist eine bequeme und schnelle Art, Eiweiß zu sich zu nehmen, aber auch eine kostspielige. Man unterscheidet die gängigsten Varianten »Whey« und »Casein«. Whey ist ein »schnelles Eiweiß«, das perfekt ist, um seinen Körper nach dem Sport schnell zu versorgen. Casein ist ein »langsames Eiweiß«, das sich besonders vor dem Schlafengehen großer Beliebtheit erfreut, da es den Körper bis zu acht Stunden kontinuierlich mit Eiweiß versorgt.

Kreatin

Kreatin ist ein geschmackloses weißes Pulver. Der tägliche Mengenbedarf liegt bei 1,5 bis 2 Gramm. Davon wird die Hälfte vom Körper selbst produziert, der Rest wird über die Nahrung aufgenommen. Vor allem in rotem Fleisch ist die Konzentration von Kreatin sehr hoch. Bei erhöhter körperlicher Anstrengung kann die zusätzliche Einnahme von 3 bis 5 Gramm pro Tag sinnvoll sein und die Leistungsfähigkeit des Körpers erwiesenermaßen steigern, wenn es um intensive Belastungen wie Kraftsport geht.

Wenn ein Muskel kontrahiert (= sich zusammenzieht), nimmt er die Energie dafür aus Adenosintriphosphat (kurz: ATP). ATP kann man sich wie Treibstoff für den Muskel vorstellen. Bei muskulärer Belastung entleeren sich die ATP-Speicher nach nur wenigen Sekunden. An dieser Stelle setzt Kreatin ein: Während ATP verbraucht wird, wird es in Adenosindiphosphat (ADP) umgewandelt. Aus ADP stellt der Körper wieder den »Muskeltreibstoff« ATP her. Dafür benötigt er Kreatin. Wenn mehr Kreatin vorhanden ist, wird diese Umwandlung beschleunigt, und es steht schneller und länger Kraft zur Verfügung.

Entscheidet man sich dazu, Kreatin einzunehmen, sollte man beim Kauf auf die Reinheit achten. Am verbreitetsten ist Kreatinmonohydrat, dessen Reinheit mindestens 99,5 % (besser 100 %) betragen sollte. Bei der Einnahme gilt: Mehr hilft nicht mehr. Eine tägliche Dosis von 3 bis 5 Gramm reicht aus. Nach acht Wochen Einnahmezeit empfehlen wir, eine vierwöchige Pause einzulegen.

Um dem Körper das Kreatin besser zur Verfügung zu stellen, kann es in Verbindung mit kurzkettigen Kohlenhydraten aufgenommen werden. Dafür eignet sich zum Beispiel Traubensaft. Auf sogenannte »Aufladephasen« sollte verzichtet werden. Dabei wird dem Körper in den ersten Tagen eine stark überdosierte Menge zugeführt.

Bei der Einnahme von Kreatin kann es zu harmlosen Nebenwirkungen wie Übelkeit, Erbrechen, Mundgeruch, Blähungen und Durchfall kommen. Teste daher zuerst, wie dein Körper darauf anspricht. Eine weitere Nebenwirkung, die von vielen »Pumpern« positiv bewertet wird, ist die Einlagerung von Wasser, wodurch die Muskulatur praller wirkt. Das ist völlig normal und unbedenklich und bildet sich wieder zurück, wenn die Einnahme von Kreatin beendet wird.

BCAAs

Branched Chain Amino Acids ist der englische Ausdruck für verzweigtkettige Aminosäuren, bestehend aus den essentiellen Aminosäuren Leucin, Isoleucin und Valin. Das richtige Verhältnis der einzelnen Komponenten zueinander und die gemeinsame Einnahme sind von entscheidender Bedeutung, damit BCAAs ihre Wirkung entfalten können. Sie regen die Proteinsynthese (Muskelaufbau) an und mindern den Muskelabbau. Dies kann insbesondere während einer Diät bzw. Definitionsphase hilfreich sein, da hier nicht nur

Kohlenhydrate und Fett verbrannt werden, sondern auch Aminosäuren (Muskelprotein, insbesondere Leucin), was normalerweise zum Muskelabbau führt. Wird dem Körper genügend Leucin zugeführt, dient dies als Energiequelle, und das Muskelprotein bleibt verschont.

Was BCAAs so wertvoll macht, ist auch ihre besondere Struktur. Sie werden direkt über den Darm in die Muskulatur aufgenommen. Andere Aminosäuren werden erst über die Leber »verstoffwechselt«. Optimalerweise werden nach dem Training circa 6 Gramm BCAAs mit Whey-Protein eingenommen; während einer Diät oder Definitionsphase manchmal auch an den trainingsfreien Tagen.

Vitamin B12

Vitamin B12 wird nachgesagt, einen positiven Einfluss auf das Muskelwachstum zu haben. Zu Recht, denn es ist an zahlreichen wichtigen Prozessen im Körper beteiligt, wie zum Beispiel am Abbau von Fettsäuren oder an der Blutbildung. Insbesondere aber spielt Vitamin B12 bei der Proteinsynthese und dadurch auch beim Muskelwachstum eine entscheidende Rolle.

Da Vitamin B12 vom menschlichen Körper nur unzureichend selbst hergestellt werden kann, muss es über die tägliche Ernährung aufgenommen werden. Es steckt größtenteils in tierischen Lebensmitteln, wodurch insbesondere Vegetarier und Veganer von einem Mangel betroffen sein können. Aber auch eine zu einseitige Ernährung kann zum Mangel führen. Wir empfehlen dir daher die Einnahme eines Vitamin-B-Komplexes, der neben weiteren wichtigen B-Vitaminen auch das muskelaufbaufördernde B12 enthält.

Hast du dich auch schon gefragt …

… ob es besser ist, morgens oder abends zu trainieren?

Diese Frage stellt sich früher oder später jeder, der zeitlich einigermaßen flexibel ist. Es gibt Sportler, die darauf schwören, abends zu trainieren. Andere wiederum halten den Nachmittag für die beste Zeit, da sie der Meinung sind, dann besonders wach zu sein. Wieder andere halten das Training am Morgen für das einzig Wahre. Die unterschiedliche Wahrnehmung resultiert daraus, dass nicht jeder Mensch den gleichen Biorhythmus und dieselben persönlichen Vorlieben hat.

Training am Morgen ist besonders für Menschen geeignet, denen frühes Aufstehen leichtfällt. Bist du eher ein Langschläfer, solltest du auf deinen Körper hören und ihn nicht unnötig stressen und belasten. Für Frühaufsteher gilt: Hast du frühmorgens bereits dein Training absolviert, kann es dir nicht passieren, dass du durch spontane Termine am Nachmittag oder Abend am Sport gehindert wirst. Das bedeutet weniger Stress. Ein weiterer positiver Nebeneffekt ist, dass dir das Training am Morgen einen Gute-Laune-Kick für den ganzen Tag verleiht. Achte auf ein ausgiebiges Warm-up, da deine Arme, Beine und der Rest deines Körpers am Morgen meist noch etwas steifer sind.

Wer morgens nur schwer aus den Federn kommt und lieber am Nachmittag oder Abend trainiert, ist wacher und hat in der Regel mehr Energie für das Workout. Insbesondere wenn du einen nervenaufreibenden, stressigen Tag hattest, gibt es (abgesehen von der Bewegung an der frischen Luft) kaum eine bessere Möglichkeit abzuschalten als im Fitnessstudio. Das Handy bleibt am besten weit weg. So kannst du dich voll und ganz auf dich konzentrieren.

Du solltest allerdings beobachten, ob ein zu spätes Workout nicht deine Schlafqualität mindert. Manche schlafen schlechter oder unruhig. Andere hingegen können nach einem intensiven Workout erst recht schnell ein- und durchschlafen. Probiere verschiedene Trainingszeiten aus und höre auf deinen Körper, er sagt dir, was für dich das Beste ist.

… ob es gefährlich ist, bei einer Erkältung zu trainieren?

Fragt man drei fachkundige Leute, bekommt man drei verschiedene Antworten. Tatsächlich ist es so, dass es zwar vorteilhaft sein kann, während einer leichten Erkältung zu trainieren, aber auch sehr gefährlich. Es hängt von deinem körperlichen Zustand und dem Training ab. Hast du lediglich mit einer laufenden Nase zu kämpfen und fühlst dich ansonsten fit genug für ein moderates Workout, ist das kein Grund, eine Trainingspause einzulegen. Im Gegenteil, das Beste, was du in diesem Fall machen kannst, ist ein lockeres Ausdauertraining wie Walking an der frischen Luft. Durch die leichte körperliche Belastung stärkst du deine Abwehrkräfte, und im besten Fall wirst du deinen leichten Schnupfen sogar schneller los. Vor intensivem Krafttraining solltest du dich jedoch auch bei einer kleinen Erkältung in Acht nehmen! Zu hohe Belastungen schwächen dein Immunsystem zusätzlich.

Bei einer richtigen Erkältung oder Schlimmerem gilt striktes Sportverbot! Zu den entsprechenden Symptomen gehören Husten, geschwollene Lymphknoten, Gliederschmerzen, Halsschmerzen und vor allem Fieber. Die Hauptursache für Fieber sind Infektionen mit Bakterien oder Viren. Sport würde die Erreger in deinem Körper verteilen, und im schlimmsten Fall wird dein Immunsystem so stark überfordert, dass dein Körper nicht mehr in der Lage ist, alle Erreger zu beseitigen. Die Folge kann zum Beispiel eine lebensbedrohliche Herzmuskelentzündung sein.

Ist der Infekt ausgestanden, solltest du dich noch ungefähr eine Woche lang schonen und erst dann wieder langsam und leicht mit dem Training beginnen. Hattest du bloß eine harmlose Erkältung und alle Symptome sind verschwunden, kannst du im Normalfall direkt wieder mit dem Training beginnen.

Merke dir: Lediglich eine laufende Nase ist kein Grund, auf ein moderates Workout zu verzichten. Hast du jedoch Halsschmerzen, Husten, geschwollene Lymphknoten, Gliederschmerzen oder Fieber, musst du wohl oder übel auf Sport verzichten, bis die Symptome vollständig verschwunden sind und du dich wieder rundum fit und gesund fühlst.

10 Tipps für Fitnesseinsteiger

Mit diesen Tipps wollen wir dir helfen, häufige Anfängerfehler zu vermeiden.

Halte stets das Ziel vor Augen

Damit du von Anfang an das richtige Training absolvierst, solltest du ein konkretes Ziel haben und nicht einfach »drauflos«-trainieren. Mögliche Ziele könnten ein muskulöser oder definierter Körper, verbesserte Ausdauer oder Fettreduktion sein. Je utopischer dein Ziel ist, desto größer ist die Wahrscheinlichkeit, enttäuscht zu werden, wenn du es nicht schnell genug erreichst. Vergiss nicht: Dein Vorbild hat in der Regel bereits viele Jahre hartes Training hinter sich.

Viel hilft nicht viel

Gerade beim Krafttraining ist ausreichend Regeneration wichtig, bevor du die jeweilige Muskulatur erneut trainierst. 48 Stunden sind optimal. Der Muskelkater sollte weitestgehend abgeklungen sein. In der Zwischenzeit kannst du natürlich Muskeln beanspruchen, die du am Tag zuvor nicht trainiert hast.

Erfolge würdigen

Abhängig vom Ziel und der Ausgangssituation kann es viele Wochen oder Monate dauern, bis du dein endgültiges Ziel erreichst. Umso wichtiger ist es, Zwischenerfolge zu würdigen und auch den Weg zum Ziel bereits zu genießen. Jedes verlorene Kilogramm Fett und jedes dazugewonnene Kilogramm Muskeln sind ein Erfolg und bringen dich ein Stück näher an dein Ziel. Besonders hilfreich ist es, ein Vorher-Foto zu machen. Sollte dich nach ein paar Wochen das Gefühl beschleichen, nicht mehr voranzukommen, wirfst du einen Blick auf dein Vorher-Foto.

Ernährung ist das Zauberwort

Während des Workouts setzt du nur den Wachstumsreiz in den

Muskeln. Da sie viel Energie und »Baustoff« zum Wachsen benötigen, kommst du um eine an dein Ziel angepasste Ernährung nicht herum. Je disziplinierter du bist, desto schneller wirst du Erfolge erzielen.

Die richtige Ausführung

Beobachtet man im Fitnessstudio Trainingsanfänger, möchte man so manches Mal die Hände über dem Kopf zusammenschlagen. Oft ist das Gewicht wichtiger als die richtige Technik. Sei dir bewusst, dass eine falsch oder unsauber ausgeführte Übung nicht nur den Trainingserfolg erheblich mindert, sondern auch dauerhafte gesundheitliche Schäden hervorrufen kann. Achte daher von Anfang an auf eine saubere Technik. Wenn nötig, solltest du einen erfahrenen Trainer um Rat bitten.

Kein Workout ohne Warm-up

Das vorherige Aufwärmen ist gleich doppelt wichtig. Zum einen wird deine Muskulatur auf die Belastung vorbereitet, zum anderen bringt es die Muskelfasern bereits vor dem Workout auf Temperatur, wodurch du früher an deine maximale Kraft gelangst.

Krafttraining nicht vernachlässigen

Gerade Frauen, die eher Gewichtsreduktion und eine generelle Straffung ihres Körpers erzielen wollen, verbringen den größten Teil ihres Workouts mit Ausdauertraining. Ein fataler Fehler, da sie nicht bedenken, dass Muskeln den Körper erst formen, den Kalorienverbrauch erhöhen und somit die Gewichtsreduktion unterstützen.

Geduldig mit sich sein

Viele haben ein klares Bild im Kopf, wie sie gern aussehen würden, und erwarten, dass sie ihr Ziel in wenigen Wochen erreichen werden. Fakt ist aber, dass der Körper viel Zeit in Kombination mit einer Menge Disziplin benötigt, um sich wunschgemäß zu verändern. Wenn du dich richtig ernährst und intensiv und regelmäßig trainierst, wirst du früher oder später auch belohnt.

Krafttraining ist kein Wellness

Insbesondere Menschen, die stark das Bedürfnis haben, sich anderen mitzuteilen, neigen dazu, die Pause zwischen den einzelnen Trainingssätzen zu sehr in die Länge zu ziehen. Das geht auf Kosten der Intensität. 60 bis 90 Sekunden sind für die meisten Trainingsarten völlig ausreichend. Unterhalte dich lieber nach dem Training bei einem Eiweißshake. Kürzere Satzpausen steigern die Intensität merklich, wodurch du nicht nur schneller Ergebnisse erzielen wirst, sondern auch mehr Kalorien verbrennst.

Den ganzen Körper trainieren

Um Dysbalancen zu vermeiden und für einen symmetrischen Muskelaufbau zu sorgen, solltest du alle Muskelgruppen trainieren.

Das merk' ich mir!

»It hurts now, but one day it will be your warm up.«

(unknown)

Fitnessübungen

Auf den folgenden Seiten stellen wir dir Fitnessübungen vor, die du kennen (und beherrschen) solltest. Es ist wichtig zu verstehen, dass es nicht darum geht, irgendwie möglichst viel Gewicht zu bewältigen, sondern das Gewicht so zu wählen, dass eine maximal saubere Ausführung der Übung möglich ist. Dieser Faktor ist für das Muskelwachstum entscheidend. Ganz abgesehen davon, dass eine unsaubere Ausführung das Verletzungsrisiko ansteigen lässt, übst du mit einer korrekten Ausführung einen viel besseren Reiz auf die Muskulatur aus.

Solltest du noch keine Erfahrung mit Kraftsport haben, empfehlen wir dir, den Bewegungsablauf einer Übung zunächst »trocken« zu erlernen. Das bedeutet, die Bewegung mit minimalem Gewicht so lange auszuführen, bis du den Bewegungsablauf beherrschst.

Schon kleinste Unterschiede im Bewegungsablauf einer Übung können den Reiz auf die Muskulatur völlig verändern. Dazu gehört auch, wie die Hantel gegriffen wird. Es gibt verschiedene Techniken, eine Hantel zu greifen. Spätestens wenn du selbst verschiedene Griffarten ausprobierst, wirst du merken, wie viel Einfluss allein die Griffart auf die muskuläre Belastung hat.

Griffarten im Kraftsport

Der Obergriff (Ristgriff)

Beim Obergriff liegen die Handflächen auf der Hantel bzw. der Stange. Die Daumen zeigen nach innen.

Der Untergriff (Kammgriff)

Beim Untergriff liegen die Handflächen unter der Hantel bzw. der Stange. Die Daumen zeigen nach außen.

Der neutrale Griff (Hammergriff)

Beim neutralen Griff sind die Handflächen nach innen gedreht, die Daumen zeigen nach oben.

Kreuzgriff (Wechselgriff)

Der Kreuzgriff ermöglicht es, besonders hohe Lasten zu heben, indem eine Hand die Stange im Ober- und die andere Hand die Stange im Untergriff umfasst. Um muskulären Dysbalancen vorzubeugen, sollten die Hände von Satz zu Satz gewechselt werden.

Affengriff (offener Griff)

Der Affengriff funktioniert wie eine der zuvor beschriebenen Griffarten, mit dem einzigen Unterschied, dass der Daumen beim Greifen parallel zu den anderen Fingern liegt. Alle Finger liegen somit auf einer Seite der Stange, wodurch diese nicht vollständig umschlossen wird. Gerade bei Übungen wie Bankdrücken birgt dieser Griff eine Gefahr: Wenn dir die Hantel aus der Hand rutscht, wird sie dich wahrscheinlich verletzen. Du solltest daher stets einen der zuvor beschriebenen geschlossenen Griffe verwenden, sofern für dich Verletzungsgefahr besteht. Bei »Zugübungen« wie Klimmzügen ist der Affengriff unbedenklich.

Obergriff:

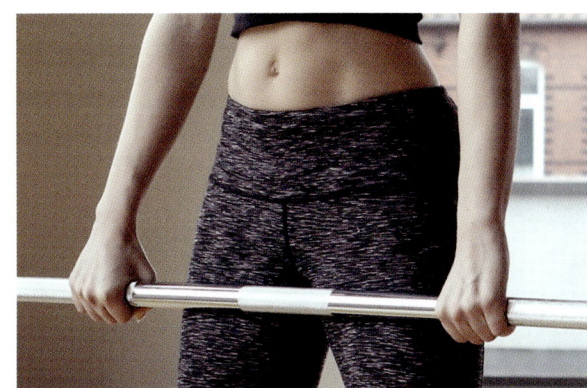

Untergriff:

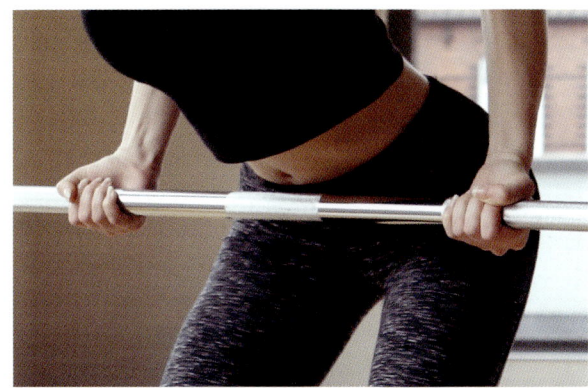

Neutraler Griff:

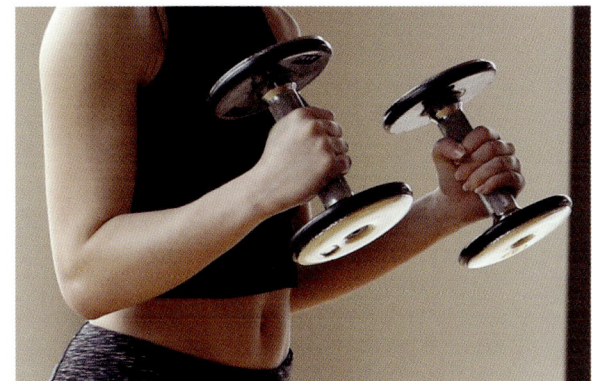

Brust

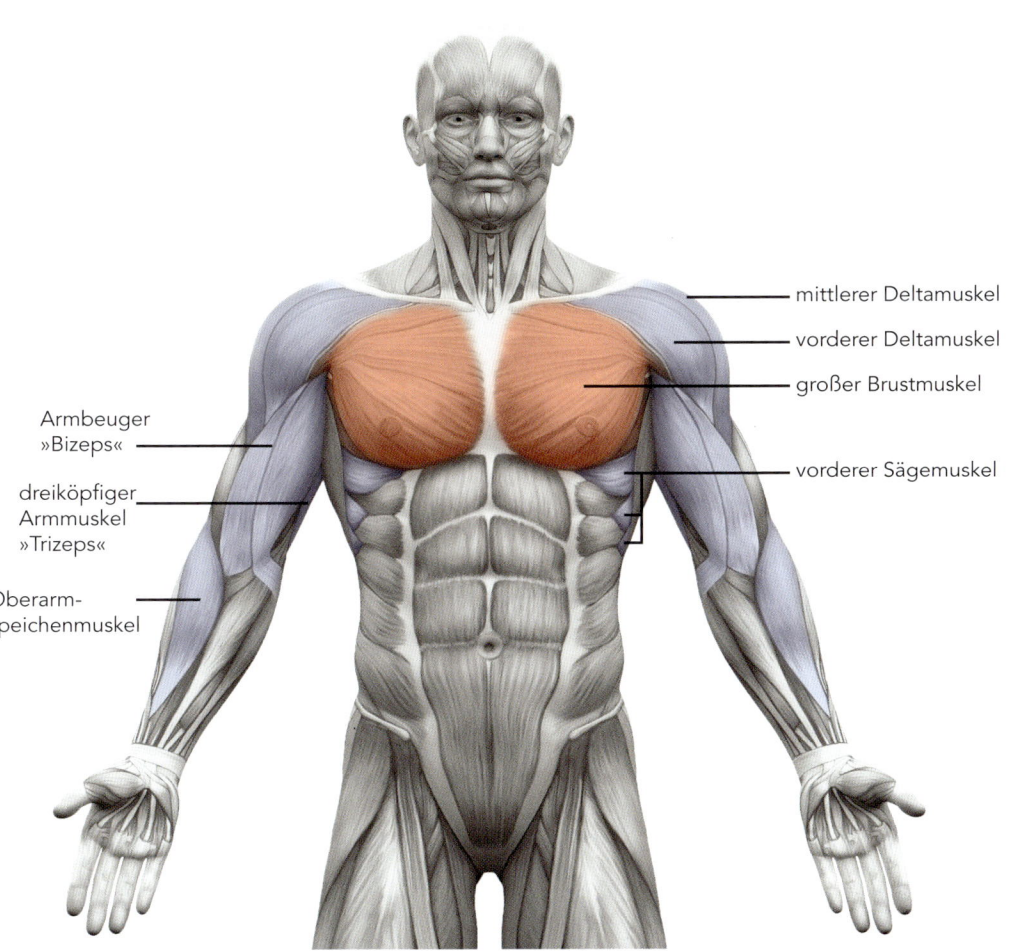

mittlerer Deltamuskel

vorderer Deltamuskel

großer Brustmuskel

Armbeuger »Bizeps«

vorderer Sägemuskel

dreiköpfiger Armmuskel »Trizeps«

Oberarm- speichenmuskel

Bankdrücken

Beteiligte Muskulatur:

- Brust (*großer Brustmuskel*)
- Schulter (*vorderer & mittlerer Deltamuskel*)
- Arme (*Trizeps*)
- Sonstige (*vorderer Sägemuskel*)*

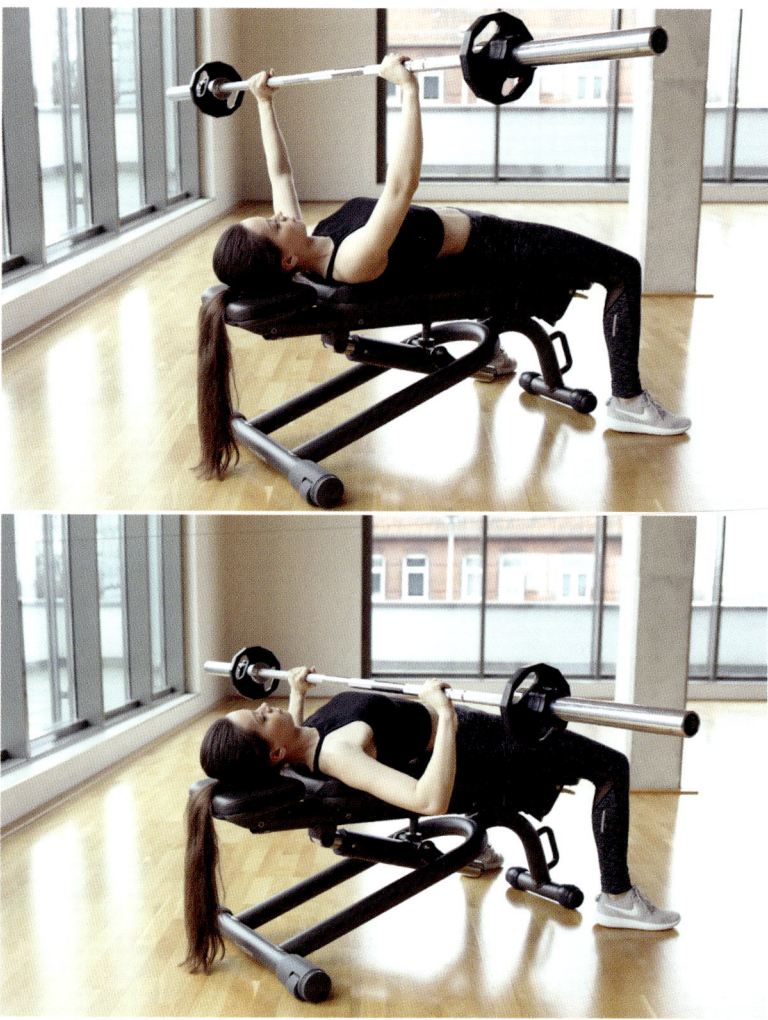

* Hellgrau gekennzeichnet ist im Folgenden die sekundär beteiligte
bzw. unterstützende Muskulatur.

Ausführung

Lege dich mit dem Rücken auf eine entsprechende Bank und stelle die Füße fest und stabil auf den Boden. Die Hantelstange sollte sich auf Höhe deiner Augen befinden. Greife nun die Stange fest mit beiden Händen, ungefähr eine Handbreit mehr als schulterbreit. Es gilt: Je enger der Griff, desto mehr wird der Trizeps belastet; je breiter, desto mehr die Brust.

Folgende zwei Punkte sind beim Griff zu beachten: Der Daumen sollte die Hantelstange umschließen, und dein Handrücken sollte eine Verlängerung deines Arms darstellen. Das Handgelenk also nicht einknicken, sondern gerade halten.

Ziehe nun die Schulterblätter zusammen, sorge für ein leichtes Hohlkreuz und drücke die Stange aus der Halterung. Positioniere sie über dem oberen Ende deiner Brust. Führe die Stange langsam und kontrolliert bis zum unteren Teil der Brust herab. Die Abwärtsbewegung erfolgt also leicht schräg. Hier sollte eine kurze Berührung erfolgen, bevor die Stange wieder explosiv nach oben gedrückt wird.

Folgende Punkte sind zu beachten:

- Die Ellbogen sollten stets direkt unter der Stange sein. Um das zu verdeutlichen, hilft es, sich überspitzt vorzustellen, wo sich die Stange befinden würde, wenn man sie nicht zum unteren Teil der Brust, sondern Richtung Bauchnabel senken würde. Stange und Ellbogen wären offensichtlich nicht in einer Linie.

- Ein häufiger Fehler ist ein falscher Winkel zwischen Oberarm und Körperseite. Bei vielen befinden sich Ellbogen und Schulter während der Bewegung in einer Linie. Achte unbedingt darauf, einen Winkel von circa 45° zwischen Oberarm und Körperseite zu erzeugen. Du wirst merken, dass deine Brust dadurch viel intensiver belastet wird.

Fliegende (engl. Flys)

Beteiligte Muskulatur:

- Brust (großer Brustmuskel)
- Schulter (vorderer & mittlerer Deltamuskel)
- Arme (Trizeps)
- Sonstige (vorderer Sägemuskel)
- Arme (Oberarmspeichenmuskel, Bizeps)

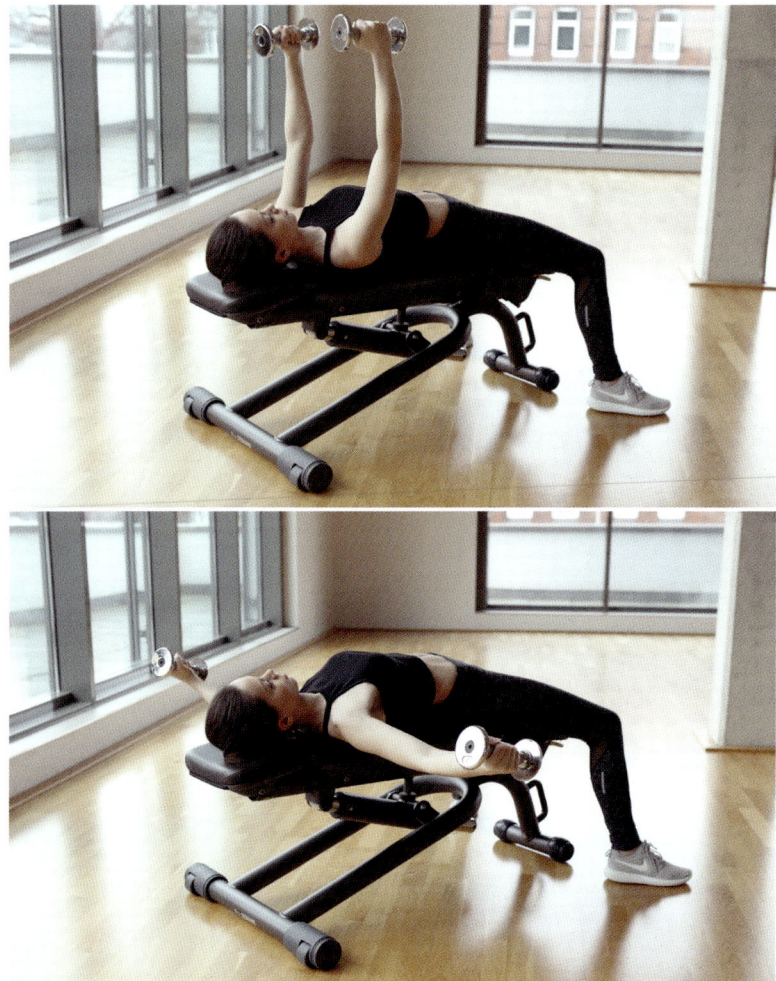

Ausführung

Greife mit jeder Hand eine Kurzhantel (neutraler Griff) und lege dich mit dem Rücken auf eine Flachbank. Ähnlich wie beim Bankdrücken sollten die Füße fest auf dem Boden stehen und die Schulterblätter zusammengezogen werden. Strecke die Arme (nicht komplett, minimal gebeugt) und positioniere so die Gewichte über deiner Brust.

Beginne mit der Bewegung, indem du für ein leichtes Hohlkreuz sorgst und die Bauchmuskulatur anspannst. Führe nun die Arme kontrolliert zu beiden Seiten bogenförmig hinab und achte darauf, die Armposition (nicht komplett durchgestreckter Arm) nicht zu verändern, sie also lediglich so weit hinabzuführen, bis die Gewichte auf Höhe deines Oberkörpers sind. Du wirst eine starke Dehnung in der Brust spüren.

Führe nun die Hanteln langsam bogenförmig wieder nach oben, bis sie sich ungefähr über deiner Schulter befinden. Viele begehen den Fehler und führen die Hanteln so weit zusammen, bis sie sich berühren. Dadurch geht Spannung in der Brust verloren und der Trainingseffekt wird vermindert.

Achte auf eine gleichmäßige Atmung: einatmen beim Absenken und ausatmen beim Nach-oben-Führen.

Variation

Diese Übung kann alternativ auf einer Schrägbank durchgeführt werden. Wenn keine Bank vorhanden ist und du beispielsweise zu Hause trainieren möchtest, kannst du diese Übung sogar auf dem Fußboden ausführen.

Kurzhantelbankdrücken (schräg)

Beteiligte Muskulatur:

- Brust (großer Brustmuskel, insb. oberer Teil)
- Schulter (vorderer und mittlerer Deltamuskel)
- Arme (Trizeps)
- Sonstige (vorderer Sägemuskel)

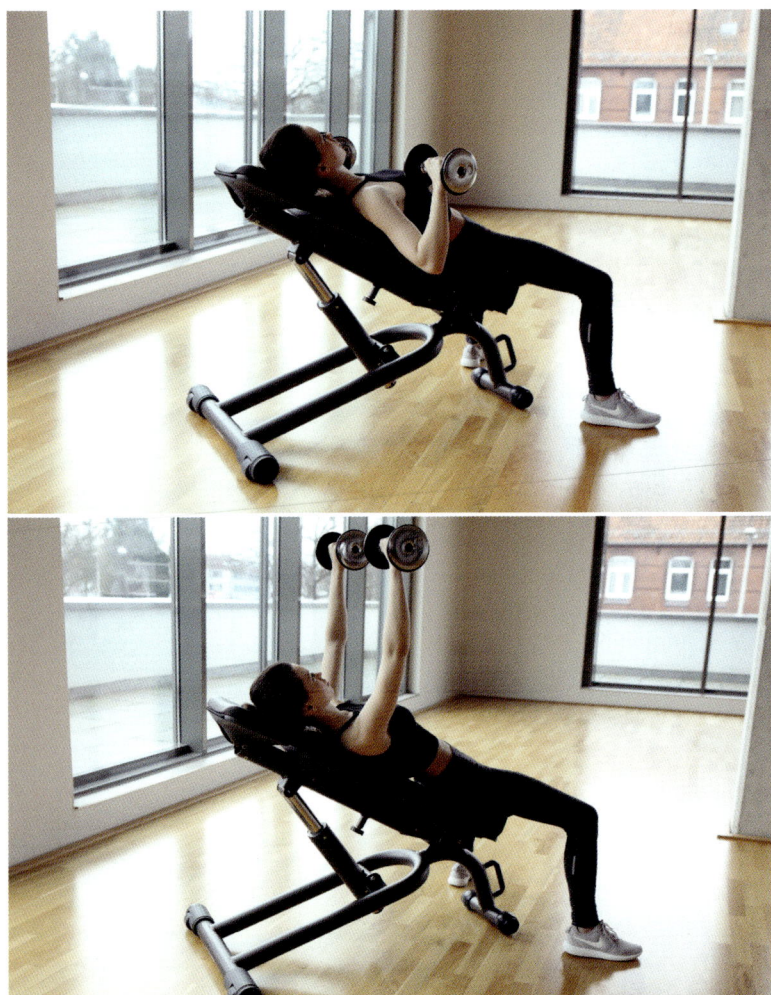

Ausführung

Kurzhantelbankdrücken auf der Schrägbank ist eine optimale Ergänzung zum klassischen Bankdrücken, da bei dieser Übung insbesondere der obere Teil der Brust gefordert wird. Ausgangsposition: Stelle zunächst die Lehne der Hantelbank auf circa 45° ein. Greife nun eine Kurzhantel je Hand, setze dich auf die Bank und positioniere deine Füße fest auf dem Boden. Du kannst die Kurzhanteln auf deinen Oberschenkeln ablegen, bis du eine stabile Position gefunden hast.

Um mit der Übung zu beginnen, musst du deinen Rücken und Kopf vollständig auf dem schrägen Teil der Bank ablegen und gleichzeitig die Arme samt Kurzhanteln neben dem oberen Teil der Brust positionieren. Bei schweren Gewichten ist es hilfreich, die Kurzhanteln durch einen »Kick« mit dem Oberschenkel nach oben zu »katapultieren«. Deine Arme sind nun gebeugt, die Unterarme stehen senkrecht zum Boden. Die Hanteln befinden sich rechts und links neben der Brust, fast auf Brusthöhe.

Führe die Gewichte nun nach oben und über deiner oberen Brust zusammen. Auch hier gilt es wieder, die Arme nicht vollständig durchzustrecken. Führe die Hanteln anschließend wieder langsam auf Brusthöhe hinunter.

Alternativ lässt sich das klassische waagerechte Bankdrücken auch mit Kurzhanteln ausführen, mit dem Vorteil gegenüber der Langhantel, dass sich so mögliche Dysbalancen beseitigen lassen. Beim Langhantelbankdrücken kann es nämlich vorkommen, dass es eine stärkere Seite gibt und diese automatisch für die schwächere mitarbeitet. Hat jede Seite stattdessen ihre eigene Hantel, ist die gegenseitige Unterstützung nicht mehr möglich.

Variation

Sofern es das Trainingsequipment zulässt, kannst du auch eine Langhantelstange anstatt der beiden Kurzhanteln nutzen. Der Unterschied zum klassischen Bankdrücken ist lediglich die schräg eingestellte Bank und das Hinunterführen der Langhantel bis zum oberen Teil der Brust.

Rücken

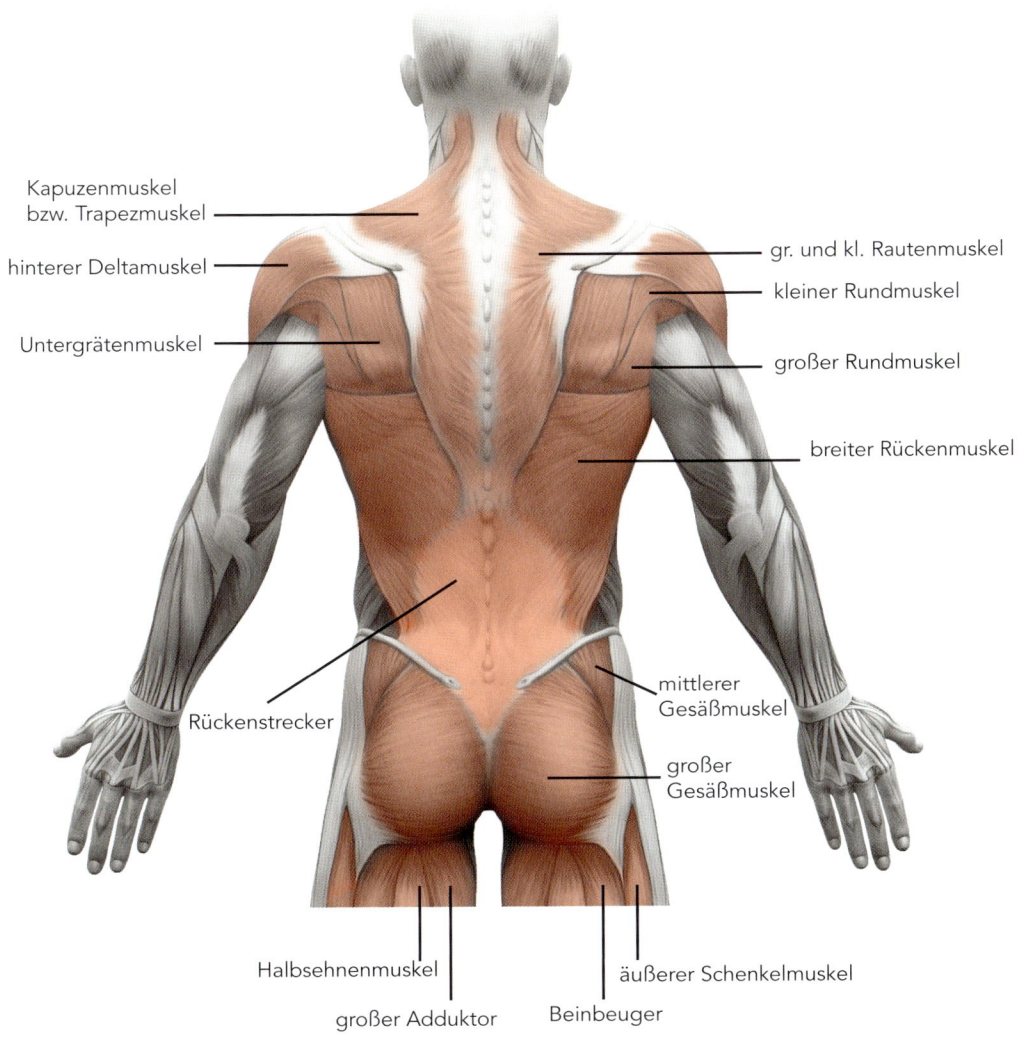

Kapuzenmuskel
bzw. Trapezmuskel

hinterer Deltamuskel

Untergrätenmuskel

gr. und kl. Rautenmuskel

kleiner Rundmuskel

großer Rundmuskel

breiter Rückenmuskel

Rückenstrecker

mittlerer
Gesäßmuskel

großer
Gesäßmuskel

Halbsehnenmuskel

großer Adduktor

Beinbeuger

äußerer Schenkelmuskel

Kreuzheben (engl. »deadlift«)

Beteiligte Muskulatur:

- Rücken (Rückenstrecker, Kapuzenmuskel)
- Beine (großer und mittlerer Gesäßmuskel, großer Adduktor, Beinbeuger, halbmembranöser Muskel)

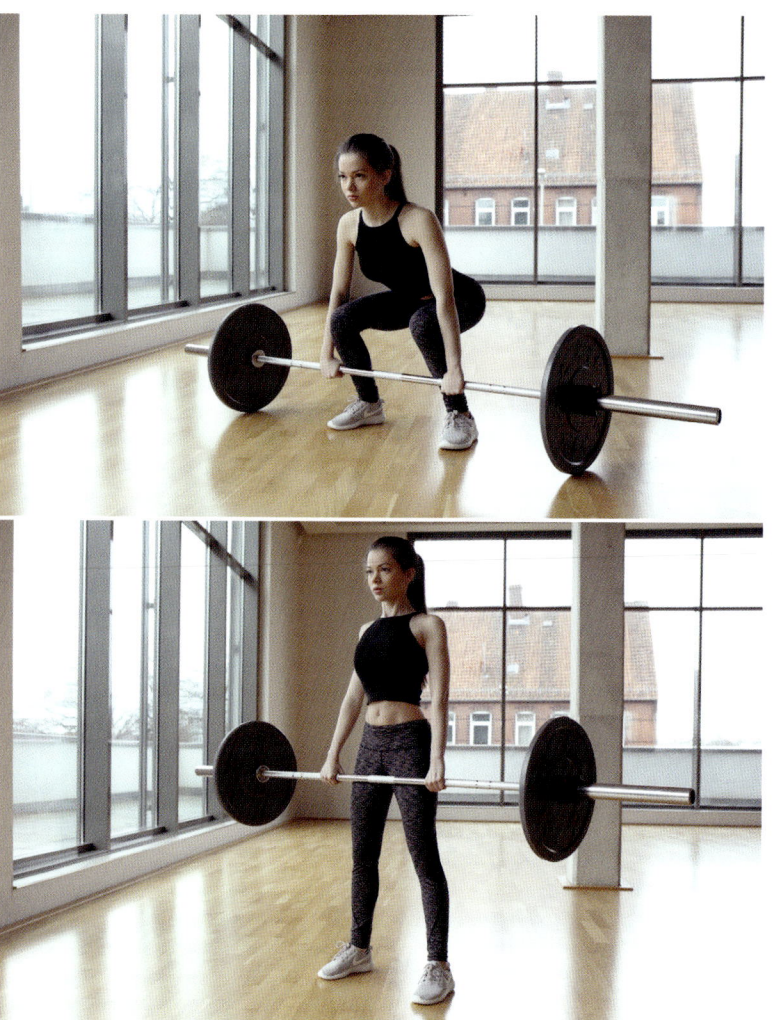

Ausführung

Positioniere deine Füße in etwa schulterbreit unter der Hantelstange. Die Fußspitzen können leicht nach außen zeigen.

Beuge dich hinunter und greife die Stange etwa schulterbreit mit beiden Händen im Obergriff (= Handflächen zeigen von dir weg). Die Stange sollte sich nun knapp vor deinem Schienbein befinden, die Knie befinden sich zwangsläufig vor der Stange, genau wie deine Schultern. Der Kopf bildet die Verlängerung der Wirbelsäule.

Jetzt heißt es Brust herausdrücken, Schulterblätter nach hinten ziehen und den Rücken durchdrücken. Es ist entscheidend, dass der Rücken während der gesamten Übung gerade bleibt.

Ziehe nun das Gewicht dicht an deinem Schienbein entlang nach oben und richte dich auf. Wichtig ist, dass der Oberkörper so lange wie möglich in der Ausgangsposition bleibt. Du fängst also an, lediglich die Beine zu strecken. Erst wenn die Stange auf Kniehöhe ist, richtest du auch den Rücken auf, bis du vollständig gerade stehst.

Die Abwärtsbewegung erfolgt genau andersherum. Du leitest sie ein, indem du deine Hüfte nach hinten schiebst und sich dein Rücken immer mehr in die Ausgangsposition neigt. Befindet sich die Stange auf Kniehöhe, beginnst du die Beine zu beugen.

Folgende Punkte sind stets zu beachten:

- Stange immer dicht am Schienbein heben und senken.
- Der Rücken bleibt immer gerade.
- Die Arme bleiben während der Bewegung vollständig gestreckt.
- Seitlich betrachtet bewegt sich die Stange ausschließlich vertikal, bleibt also in einer Linie.

Klimmzüge

Beteiligte Muskulatur:

- Rücken (breiter Rückenmuskel, untere Fasern des Kapuzen-muskels, großer und kleiner Rautenmuskel, großer und kleiner Rundmuskel, Untergrätenmuskel)
- Schulter (hinterer Deltamuskel)
- Rücken (Rückenstrecker)
- Arme (Bizeps, Oberarmmuskel)

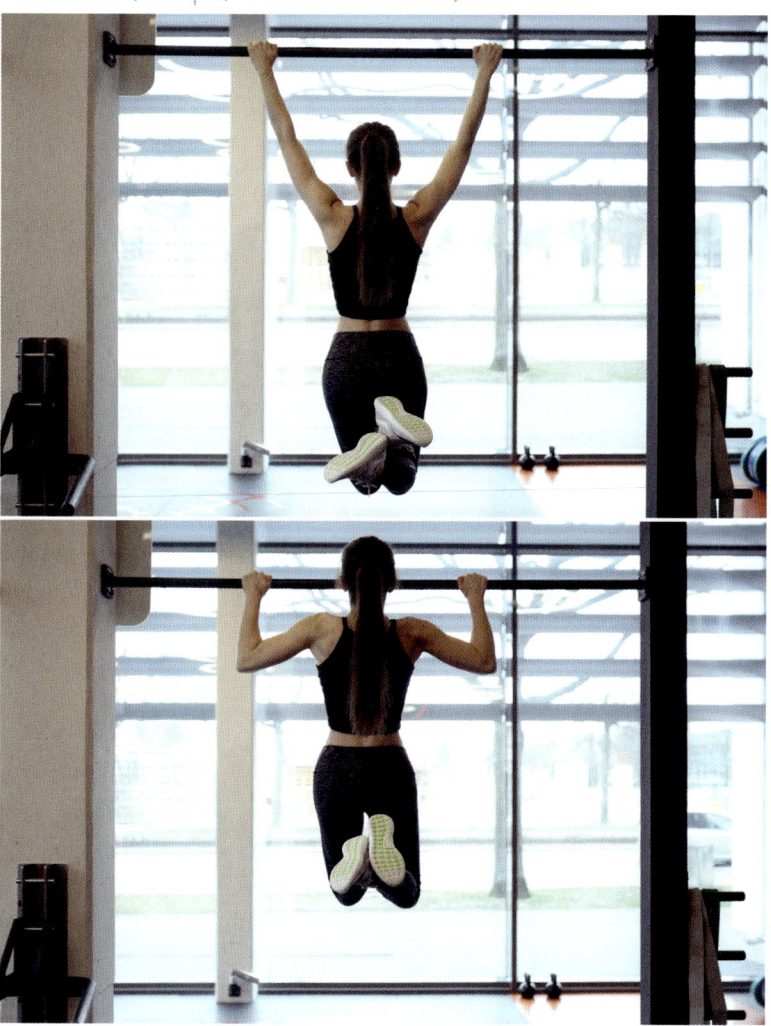

Ausführung

Hänge dich mit ausgestreckten Armen locker an eine fixierte (Klimmzug-)Stange und greife diese deutlich breiter als schulterbreit im Obergriff. Die (Klimmzug-)Stange sollte so hoch bzw. tief hängen, dass sie ohne große Mühe greifbar ist. Musst du springen, um die Stange zu erreichen, ist es weitaus mühseliger, die Hände ideal zu platzieren. Trotzdem dürfen die Füße während der Übung nicht den Boden berühren. Schwebst du mit angewinkelten Beinen immer noch in der Luft, ist die Höhe der Stange optimal.

Ziel ist es nun, sich so weit hochzuziehen, dass du über die Stange schauen kannst. Den ersten Impuls geben hierfür die Schulterblätter, die sich zusammenziehen. Stell dir vor, du würdest zwischen deinen Schulterblättern etwas greifen wollen. Während des Hochziehens gewinnt dein Kinn an Höhe, deine Ellbogen bleiben unten und bewegen sich lediglich leicht nach außen.

Bleibe während der gesamten Übung stolz. Das bedeutet: Schultern nach hinten, Brust vorgeschoben, Blick nach oben zur Stange, und das Atmen nicht vergessen! Sobald du mit deinem Kinn auf Höhe der Stange bist, beginnt auch schon wieder der Abstieg. Dieser muss, genau wie der Aufstieg, langsam und kontrolliert ausgeführt werden, um Verletzungen zu vermeiden und die Übung so effektiv wie möglich durchzuführen.

Ein häufiger Fehler ist das vollständige Durchstrecken am Ende der Bewegung. Nicht nur, dass Spannung verloren geht – es stellt auch eine unnötige Belastung der Ellbogengelenke dar.

Variation

Greife die Stange schulterbreit im Untergriff und führe dieselbe Bewegung wie oben beschrieben aus. Hierbei wird der Bizeps stärker beansprucht, ebenso die senkrecht verlaufenden Fasern des Latissimus.

Langhantelrudern

Beteiligte Muskulatur:

- Rücken (breiter Rückenmuskel, großer und kleiner Rautenmuskel, Untergrätenmuskel, großer und kleiner Rundmuskel)
- Schulter (hinterer Deltamuskel)
- Nacken (oberer Teil des Kapuzenmuskels)
- Rücken (Rückenstrecker)

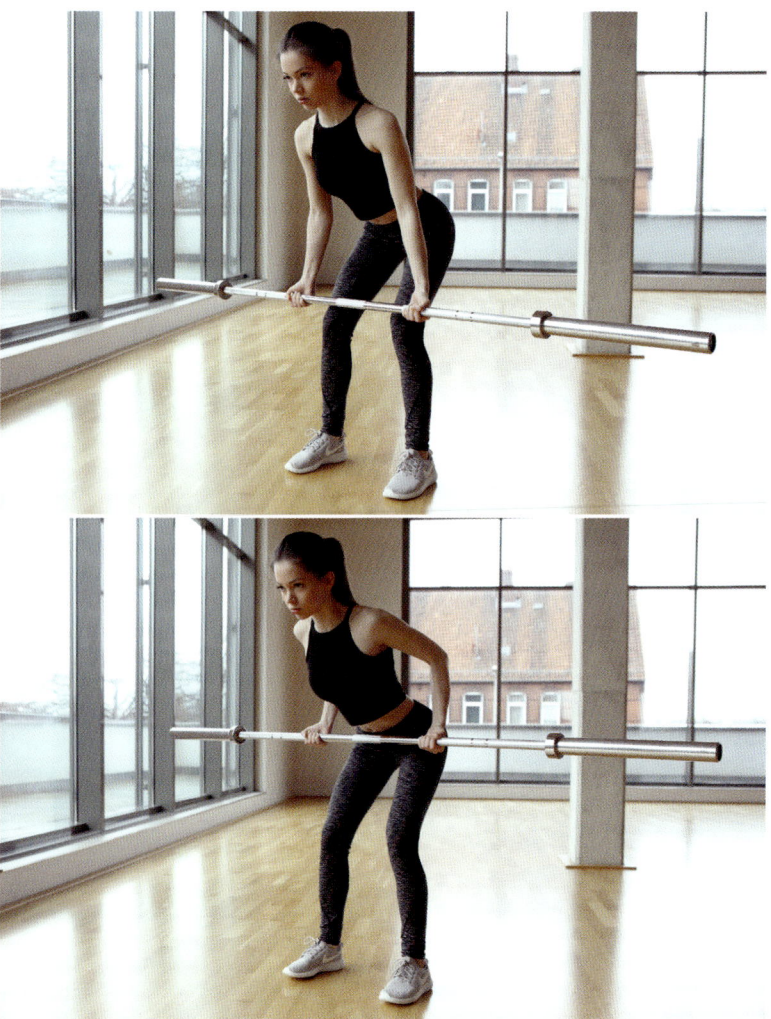

Ausführung

Positioniere deine Füße ungefähr schulterbreit vor der Langhantelstange, ähnlich wie beim Kreuzheben. Die Fußspitzen können auch hier wieder leicht nach außen zeigen. Beuge dich hinunter und greife die Stange etwa schulterbreit mit beiden Händen im Untergriff (= Handflächen zeigen zu dir). Die Stange sollte sich nun knapp vor deinem Schienbein befinden und der Kopf bildet die Verlängerung der Wirbelsäule.

Um die Verletzungsgefahr zu minimieren, achte beim Heben der Hantel und Aufrichten des Körpers unbedingt darauf, dass dein Rücken gerade ist. Strecke nun also die Brust heraus, ziehe die Schulterblätter zurück und richte dich mit geradem Rücken vollständig auf.

Gehe nun leicht in die Knie und beuge deinen Oberkörper so weit nach vorn, dass er einen 45°-Winkel zum Boden bildet. Die Langhantelstange sollte sich nun vor bzw. kurz unterhalb deiner Knie befinden. Schiebe die Schultern maximal zurück und ziehe die Hantelstange bis zu deinem unteren Bauch. Halte diese Position eine Sekunde, bis du die Hantel wieder zurückführst.

Um die Übung zu beenden, lege die Langhantelstange auf dem Boden ab und achte auch hierbei wieder auf einen geraden Rücken. Er sollte während der Übung zu keiner Zeit gekrümmt sein.

Variation

Wechsle vom Unter- zum Obergriff. Dadurch sind deine Ellbogen weiter vom Körper entfernt, wodurch es zu einer stärkeren Beanspruchung des Deltamuskels kommt. Die Ausführung funktioniert analog zum oben beschriebenen Untergriff.

Einarmiges Kurzhantel-Rudern

Beteiligte Muskulatur:

- Rücken (breiter Rückenmuskel, großer und kleiner Rautenmuskel, Untergrätenmuskel)
- Schulter (hinterer Teil des Deltamuskels)
- Nacken (Kapuzenmuskel)
- Arme (Bizeps, Armbeuger)

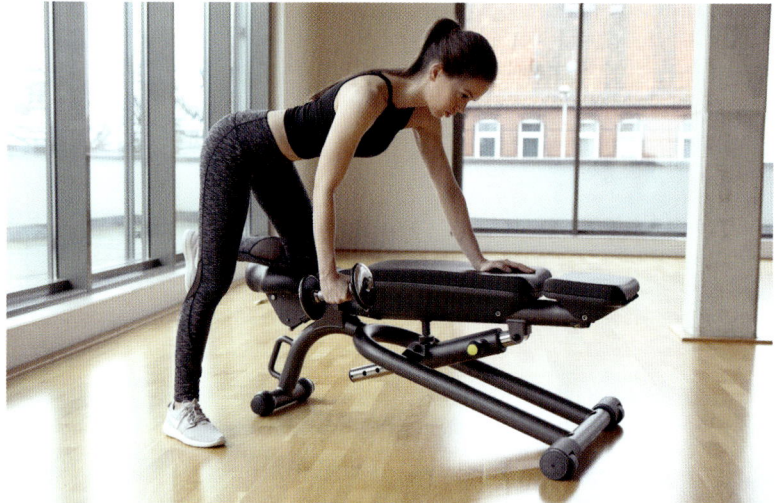

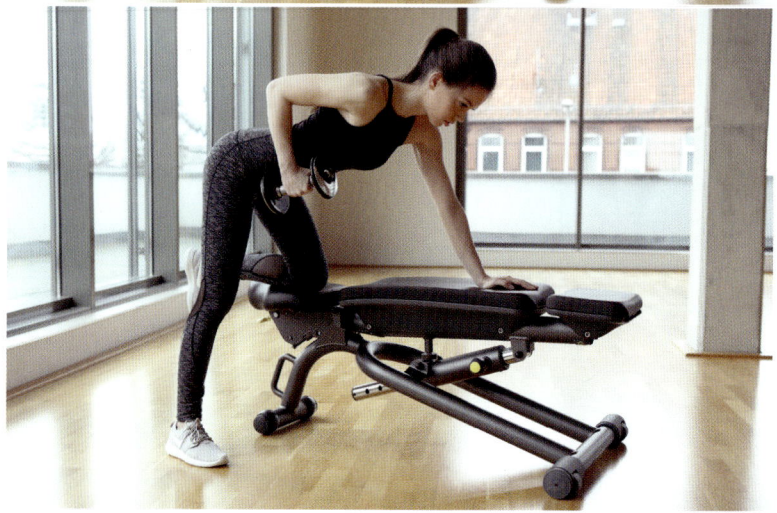

Ausführung

Im Gegensatz zum Langhantelrudern ist beim einarmigen Kurz-hantel-Rudern durch das Aufstützen des Knies und der Hand eine höhere Stabilität gewährleistet, wodurch mit noch mehr Intensität trainiert werden kann.

Positioniere eine Kurzhantel neben einer flachen Hantelbank. Set-ze dein linkes Knie sowie deinen Unterschenkel (ganz oder teilwei-se) auf die Bank. Beuge deinen Oberkörper nach vorne und setze nun auch die linke Hand auf die Hantelbank. Dein rechter Fuß soll-te stabil auf dem Boden stehen.

Greife mit der freien Hand die Kurzhantel im neutralen Griff und richte deinen Rücken so aus, dass ein leichtes Hohlkreuz entsteht. Der Kopf bildet die Verlängerung der Wirbelsäule.

Beginne mit der Bewegung, indem du ausatmest und dabei das Gewicht nach oben bewegst. Führe deinen Ellbogen dich am Körper entlang nach oben, bis er über deinen Rücken hinausragt. Konzentriere dich darauf, deine Schulterblätter zusammenzuzie-hen, um den Kapuzenmuskel maximal zu beanspruchen. Führe die Hantel anschließend wieder herab.

Hast du die in deinem Trainingsplan vorgegebene Wiederholungs-zahl absolviert, wechsle die Seiten und führe die Übung analog wie zuvor beschrieben aus.

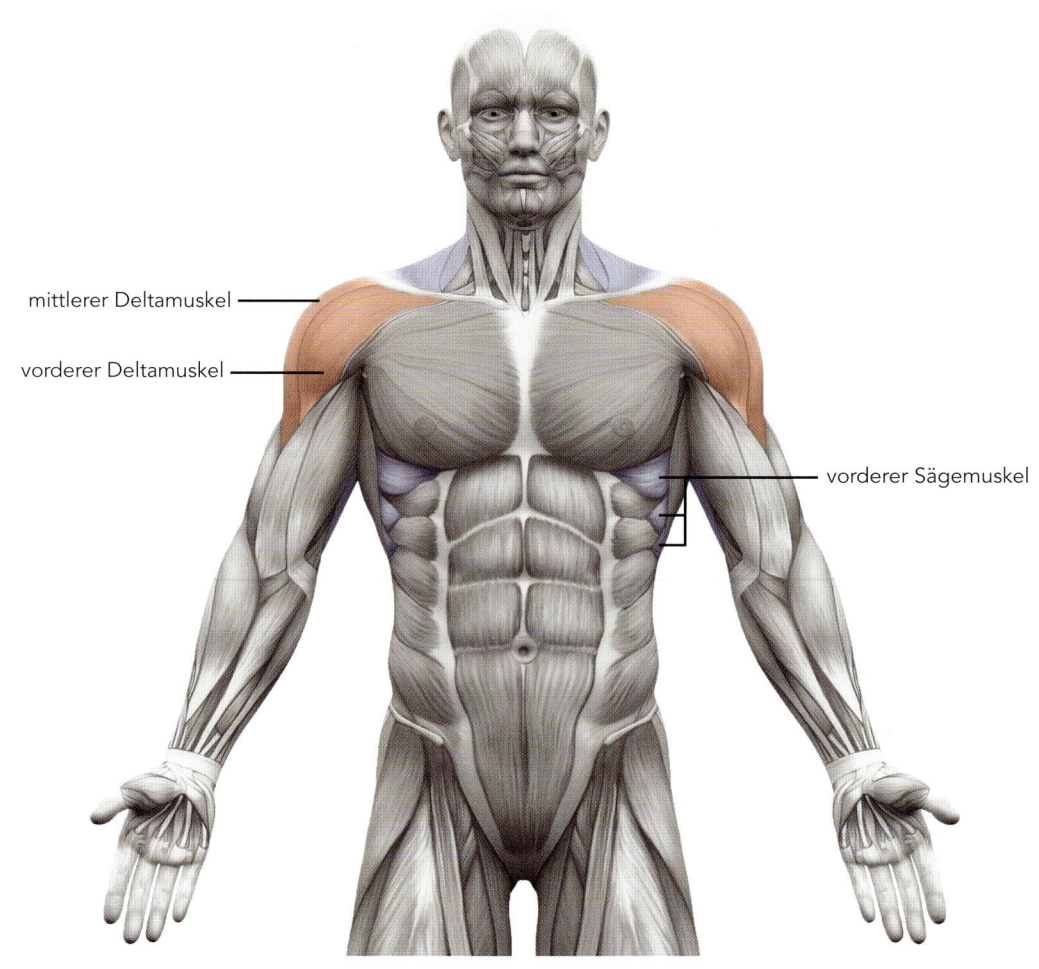

mittlerer Deltamuskel

vorderer Deltamuskel

vorderer Sägemuskel

Schulter

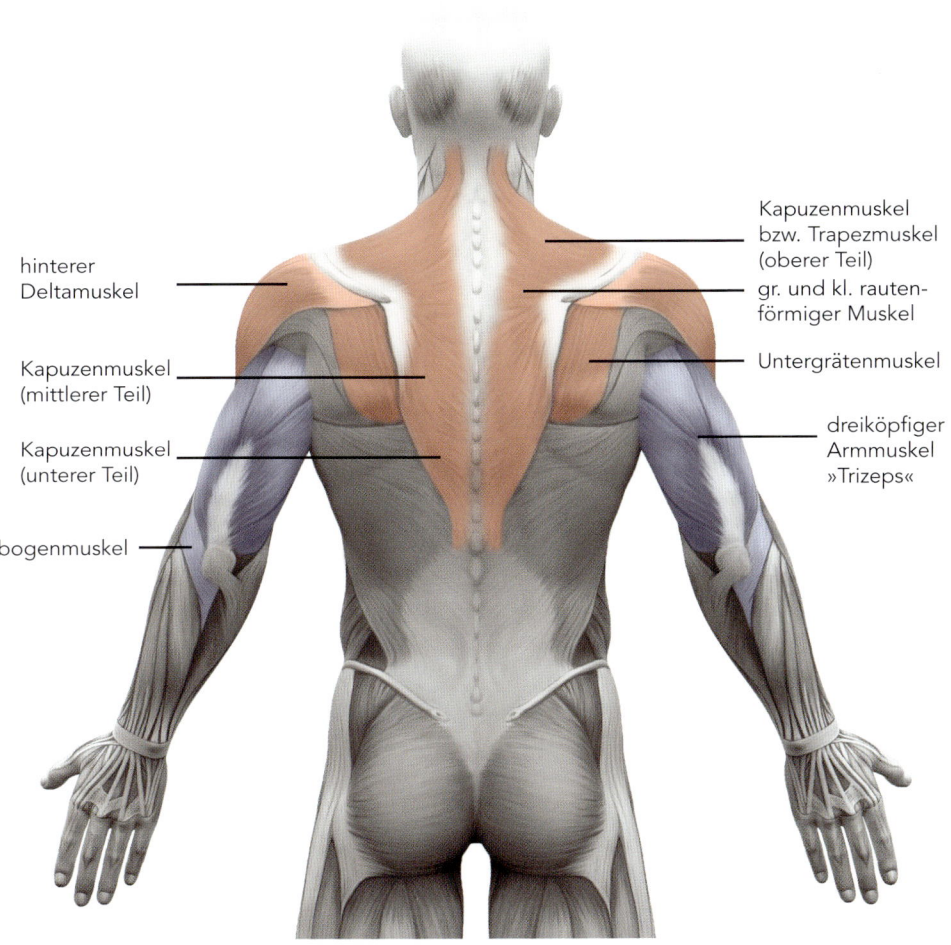

Kapuzenmuskel
bzw. Trapezmuskel
(oberer Teil)

hinterer
Deltamuskel

gr. und kl. rauten-
förmiger Muskel

Untergrätenmuskel

Kapuzenmuskel
(mittlerer Teil)

dreiköpfiger
Armmuskel
»Trizeps«

Kapuzenmuskel
(unterer Teil)

Ellbogenmuskel

Schulterdrücken

Beteiligte Muskulatur:

- Schulter (mittlerer und vorderer Teil des Deltamuskels)
- Nacken (oberer Teil des Kapuzenmuskels)
- Rücken (Untergrätenmuskel)
- Arme (Trizeps)
- Sonstige (vorderer Sägemuskel)

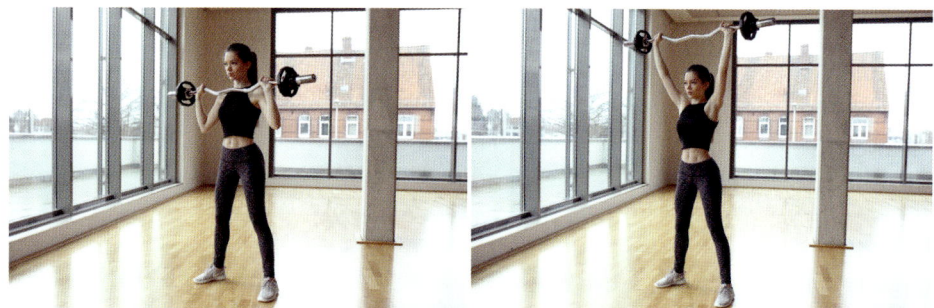

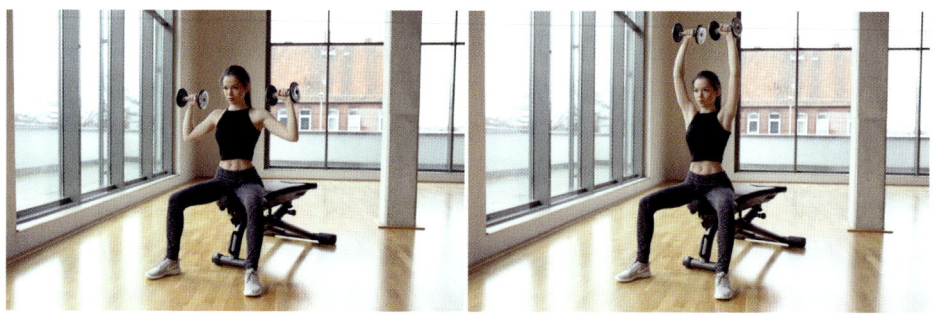

Ausführung

Das Schulterdrücken ist eine der ältesten Grundübungen überhaupt. Sie kann sowohl im Stehen mit einer Langhantelstange als auch im Sitzen mit einzelnen Kurzhanteln durchgeführt werden. Außerdem entscheidet das Herablassen vor oder hinter dem Kopf darüber, ob eher der hintere uns seitliche Teil des Deltamuskels (hinter dem Kopf herablassen) oder der vordere und seitliche Teil der Schulter (vor dem Kopf herablassen) beansprucht wird.

Im Stehen mit Langhantel

Stelle dich für die korrekte Ausübung gerade und aufrecht hin, ohne dabei ein Hohlkreuz zu machen. Die Langhantel sollte etwa schulterbreit gegriffen werden. Ein fester Stand ist sehr wichtig.

Nun streckst du die Arme nach oben und hältst die Langhantelstange über deinen Kopf. Achte stets darauf, dass du durchgehend Spannung in den Armen behältst und Bewegungen langsam und kontrolliert ausführst. Strecke die Arme niemals komplett durch, sondern behalte stets eine ganz leichte Beugung bei. Während des Hochführens des Gewichts solltest du ausatmen.

Beim anschließendem Absenken der Hantel atmest du ein.

Im Sitzen mit Kurzhanteln

Setze dich an das Ende einer Hantelbank und platziere deine Füße stabil auf dem Boden. Greife zwei Kurzhanteln im Obergriff und führe sie nach oben, ungefähr bis auf Kinnhöhe. Die Handrücken zeigen nach hinten.

Beginne mit der Bewegung, indem du die Hanteln, ähnlich wie bei der zuvor beschriebenen Variante, nach oben führst. Dort angekommen sollten sie sich nicht berühren. Achte darauf, die Arme nicht vollständig durchzustrecken und durchgängig Spannung zu behalten.

Führe die Gewichte langsam und kontrolliert wieder bis auf Kinnhöhe herab.

Seitheben

Beteiligte Muskulatur:

- Schulter (mittlerer und vorderer Teil des Deltamuskels)
- Nacken (oberer Teil des Kapuzenmuskels)
- Rücken (Untergrätenmuskel)
- Rücken (unterer Kapuzenmuskel)
- Sonstige (vorderer Sägemuskel)

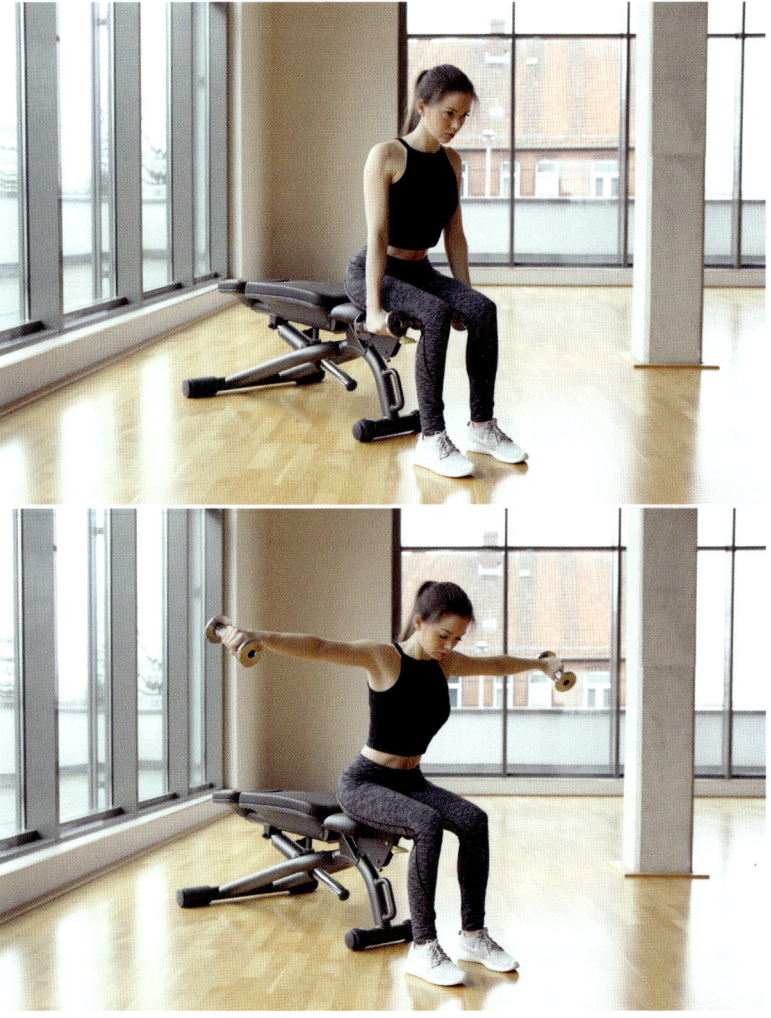

Ausführung

Seitheben kann stehend oder sitzend ausgeführt werden, wobei die sitzende Variante einige Vorteile mit sich bringt: Sie ist nicht nur entlastender für den Rücken, sondern hindert dich auch daran, Schwung zu holen. So bist du gezwungen, die Übung sauber auszuführen.

Sitzende Variante

Setze dich mit je einer Kurzhantel in der Hand (neutraler Griff) an das Ende einer Hantelbank. Rücken und Kopf sind gerade, deine Arme sind fest angespannt und befinden sich rechts und links neben deinem Körper (nicht vollständig gestreckt, leicht gebeugt). Beuge deinen Oberkörper nun etwas nach vorn und hebe die Arme seitlich vom Körper nach oben, bis sich dein Ellbogen und damit auch die Hanteln auf Schulterhöhe befinden. Drehe am Ende der Bewegung die Hanteln ein Stück ein, als würdest du eine Flasche vor dir ausgießen wollen. Führe die Arme wieder langsam bis zur Ausgangsposition hinab.

Stehende Variante

Die stehende Variante funktioniert wie die sitzende, außer dass sie eben im Stehen ausgeführt wird. Wähle hierfür einen stabilen Stand und achte bei dieser Übung besonders darauf, mit dem Oberkörper keinen Schwung zu holen.

Frontheben

Beteiligte Muskulatur:

- Schulter (vorderer Teil des Deltamuskels)
- Schulter (seitlicher und hinterer Teil des Deltamuskels)
- Rücken (Kapuzenmuskel)

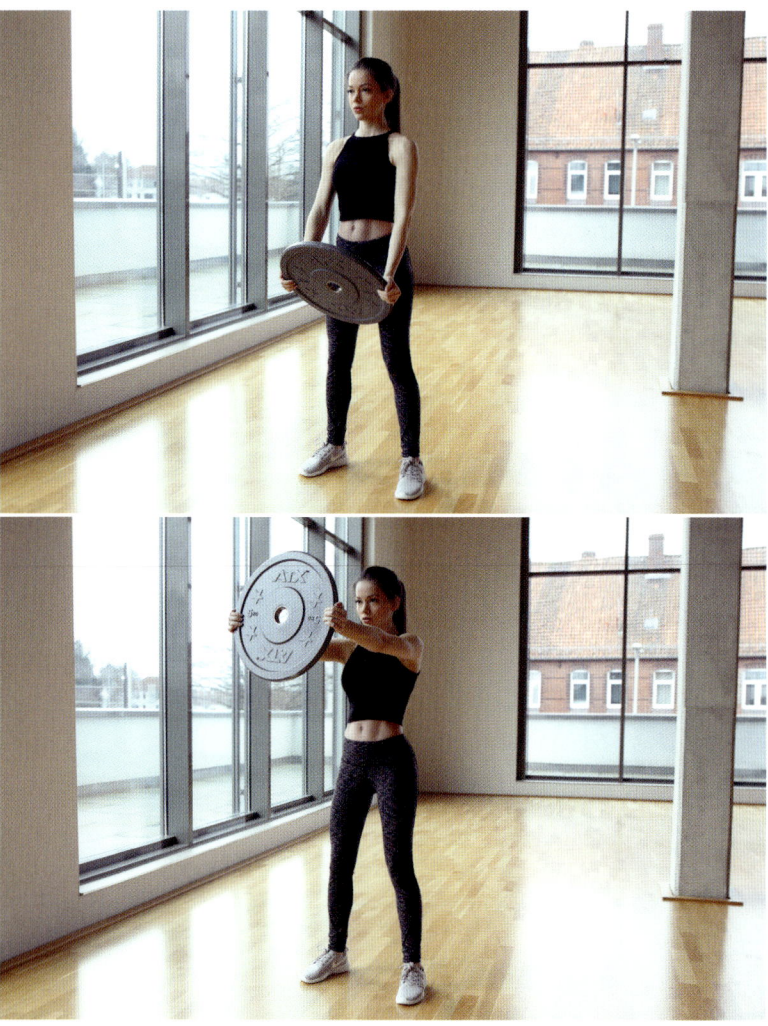

Ausführung

Stelle dich aufrecht hin und suche dir einen stabilen Stand, indem du deine Füße ungefähr schulterbreit positionierst. Halte eine Hantelscheibe im neutralen Griff vor deinen Oberschenkeln (alternativ kannst du auch eine Langhantel oder zwei Kurzhanteln im Obergriff gegriffen benutzen). Die Arme sollten zu keinem Zeitpunkt vollständig durchgestreckt werden und deine Bauchmuskeln sind angespannt.

Bewege das Gewicht nun so weit hoch, bis es sich auf Höhe deines Kopfes befindet. Atme dabei aus. Ein leichtes Hohlkreuz ist erlaubt.

Führe anschließend das Gewicht langsam und kontrolliert wieder in die Ausgangsposition vor die Oberschenkel zurück.

Auch bei dieser Übung gilt es wieder, Schwungholen unbedingt zu vermeiden!

Reverse Flys

Beteiligte Muskulatur:

- Schulter (hinterer Teil des Deltamuskels)
- Nacken (mittlere und obere Fasern des Kapuzenmuskels)
- Rücken (großer und kleiner Rautenmuskel, Untergrätenmuskel)
- Arme (Trizeps, Ellbogenmuskel)

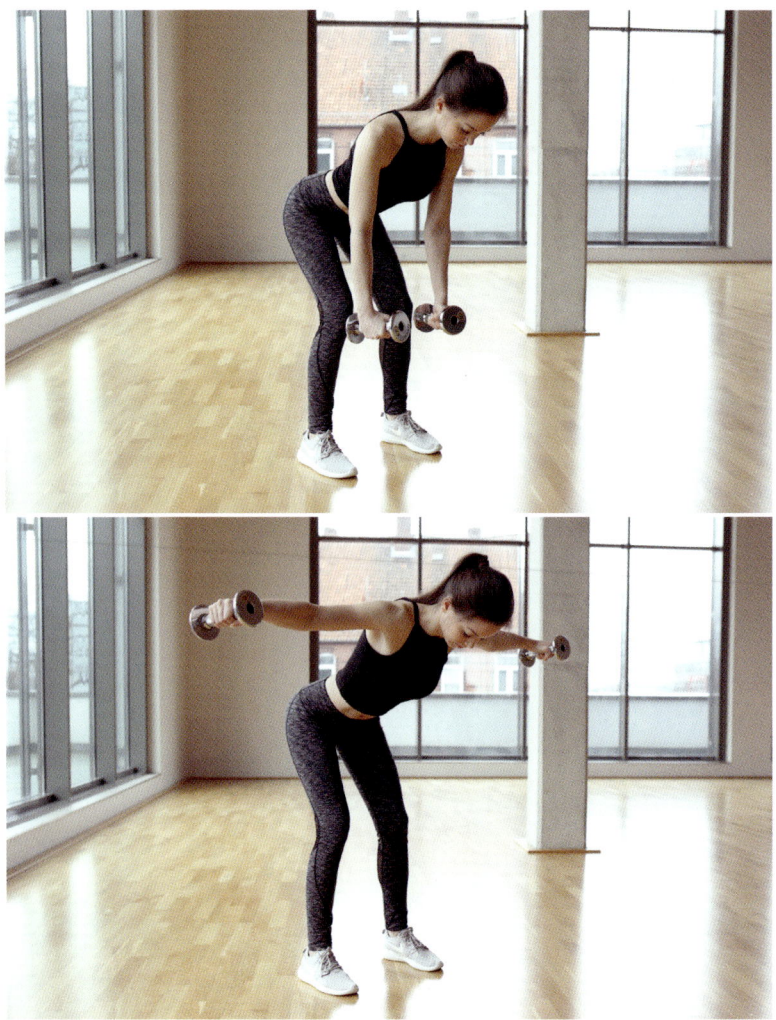

Ausführung

Nimm einen stabilen Stand ein, indem du deine Füße schulterbreit positionierst, und halte je eine Kurzhantel in der Hand (neutraler Griff). Achte auf einen geraden, gestreckten Rücken, gehe leicht in die Knie und beuge deinen Oberkörper so weit nach unten, bis er nahezu parallel zum Boden steht. Dein Rücken sollte ein leichtes Hohlkreuz bilden, der Blick ist auf den Boden gerichtet, deine Arme hängen senkrecht hinab, sind aber angespannt und gestreckt (nicht vollständig, leichte Beugung). Du hast nun die Ausgangsposition erreicht.

Führe jetzt beide Arme samt Kurzhanteln bogenförmig so weit, wie es dir möglich ist, nach oben seitlich vom Körper weg. Ziehe dabei die Schulterblätter zusammen. Halte diese Position ungefähr eine Sekunde lang und beginne dann mit dem kontrollierten Zurückführen der Arme und Hanteln in die Ausgangsposition.

Wie bei fast allen Übungen gilt es auch hier, Schwungholen unbedingt zu vermeiden, um den maximalen Trainingseffekt zu erzielen.

Bauch

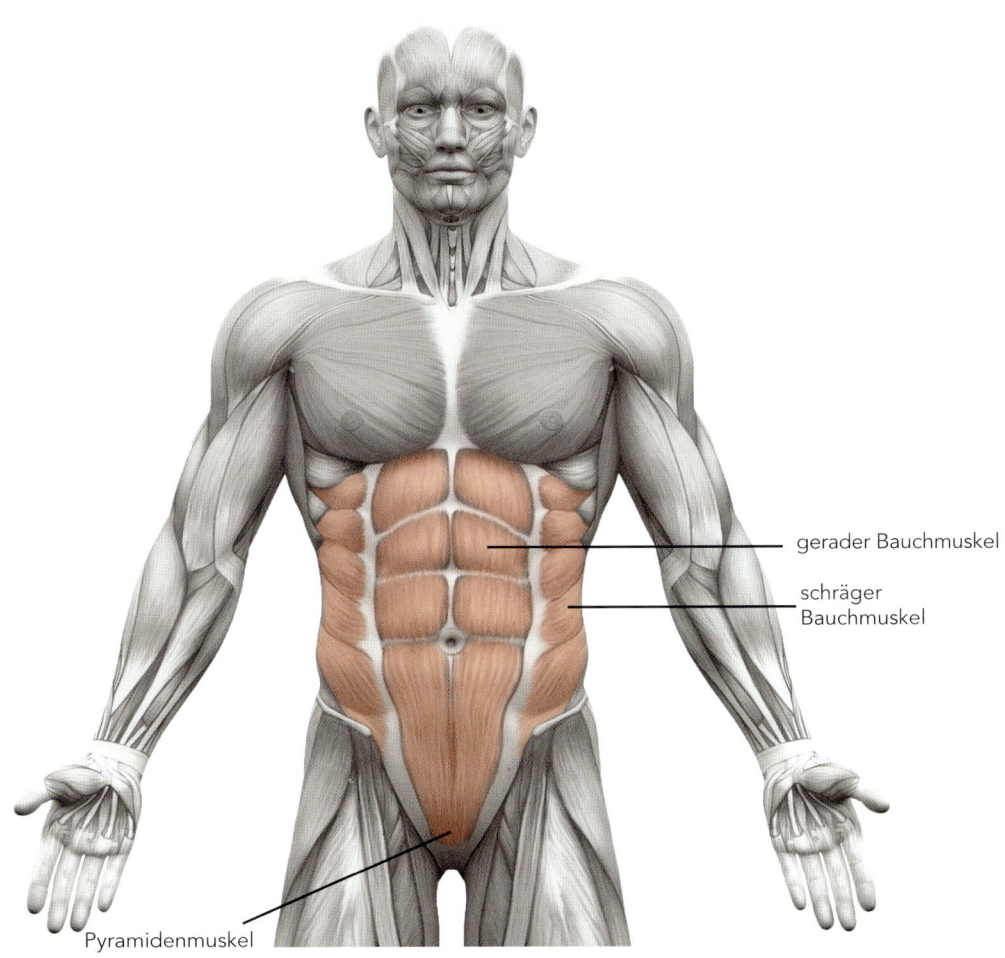

gerader Bauchmuskel

schräger
Bauchmuskel

Pyramidenmuskel

Crunches

Beteiligte Muskulatur:

- Bauch (gerader Bauchmuskel, pyramidenförmiger Muskel)
- Bauch (schräger Bauchmuskel)

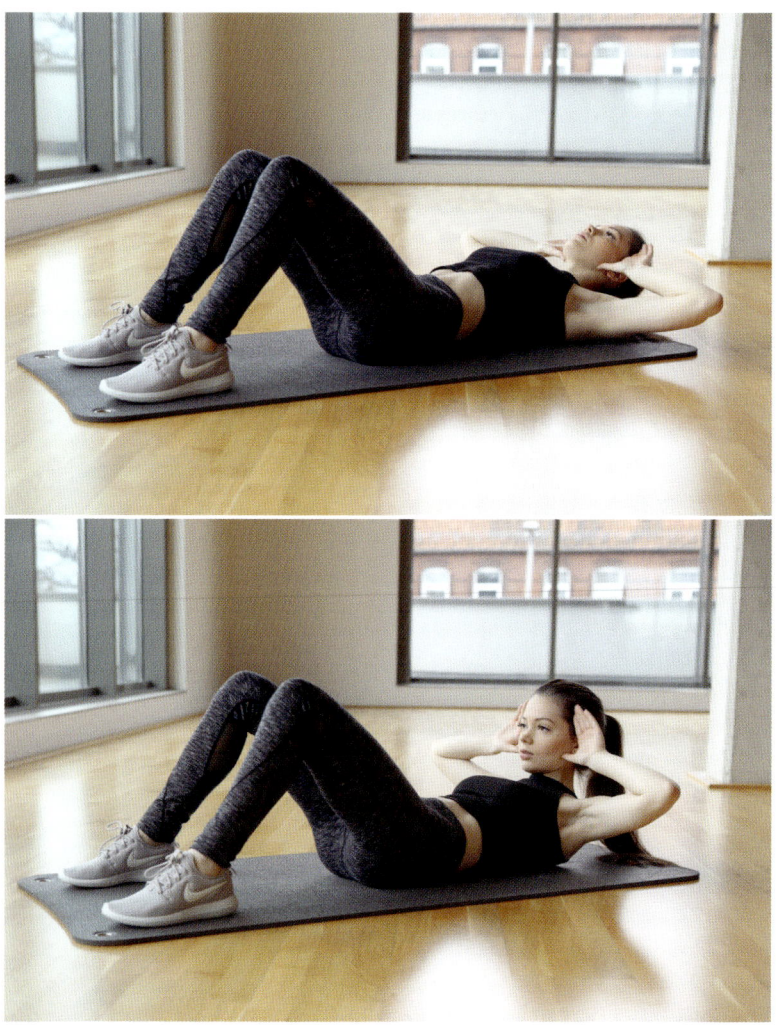

Ausführung

Lege dich rücklings auf den Boden bzw. auf eine Matte. Winkle deine Beine an und positioniere deine Fußsohlen flach auf dem Boden. Führe deine Hände Richtung Kopf und berühre diesen mit den Fingerspitzen. Deine Ellbogen sollten nun zur rechten bzw. linken Seite zeigen.

Um mit der Übung zu beginnen, hebe deinen Oberkörper an und führe die Brust Richtung Knie, so weit es dir möglich ist. Deine Hüfte und der untere Teil deines Rückens bleiben fest auf dem Boden bzw. auf der Matte. Es entsteht eine Krümmung im Rücken (engl. »crunch«). Achte darauf, dass sich dein Kopf stets in einer natürlichen Position befindet und nicht im Nacken oder das Kinn auf der Brust liegt. Du wirst feststellen, dass der Bewegungsradius dieser Übung sehr gering ist. Dennoch sind Crunches eine enorm effektive Übung für deine Bauchmuskulatur.

Halte die Position circa eine Sekunde, bevor du den Oberkörper so weit absenkst, bis sich die Schulterblätter fingerbreit über dem Boden befinden und deine Bauchmuskulatur noch unter voller Spannung steht. Ein vollständiges Absenken des Oberkörpers würde dafür sorgen, dass die Spannung und damit die Effektivität der Übung verloren gehen.

Ein häufiger Fehler bei der Ausführung von Crunches ist das Schwungholen mit den Ellbogen während der Aufwärtsbewegung. Führe deinen Oberkörper stattdessen kontrolliert und ohne Schwung in Richtung Knie.

Beinheben

Beteiligte Muskulatur:

- Bauch (gerader Bauchmuskel, pyramidenförmiger Muskel)
- Bauch (schräger Bauchmuskel)

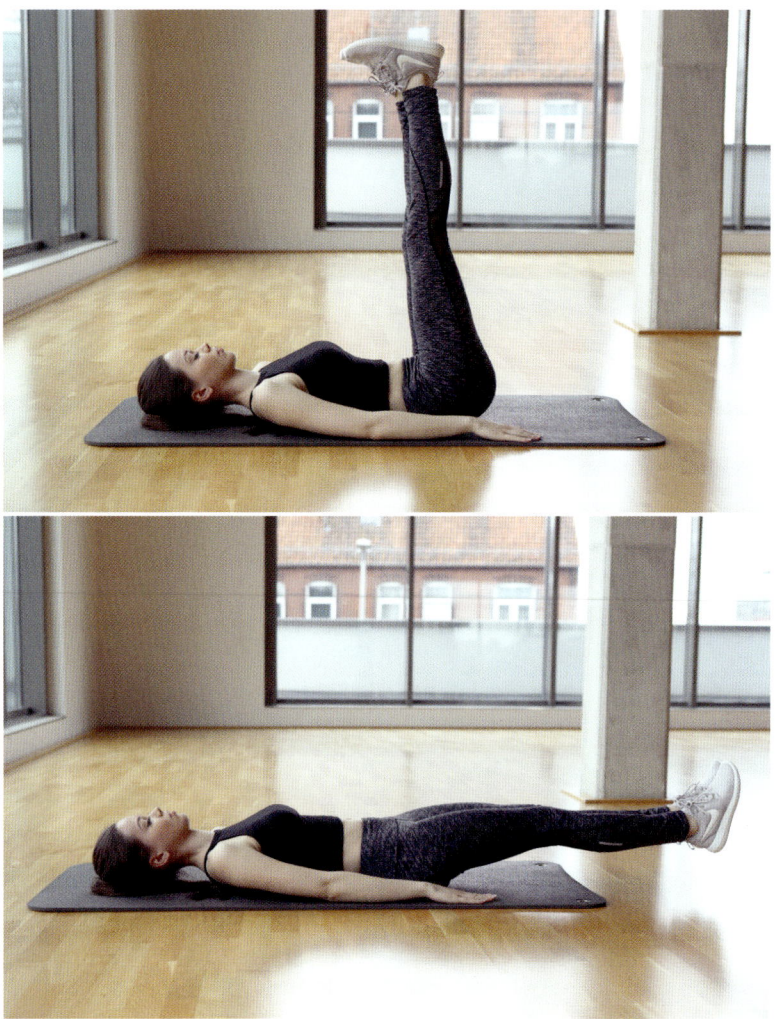

Ausführung

Lege dich mit dem Rücken nach unten auf den Boden bzw. auf eine Matte. Dein unterer Rücken sollte während der gesamten Übung flach auf dem Boden bleiben und kein Hohlkreuz bilden. Die Beine sind ausgestreckt, deine Arme liegen seitlich dicht an deinem Körper auf dem Boden, ebenso dein Kopf.

Beginne die Übung damit, dass du deine Beine so weit nach oben hebst, bis sie einen 90°-Winkel zu deinem Oberkörper bilden. Für mehr Stabilität kannst du die Beine während der gesamten Übung auch überkreuzen.

Führe die Beine nun langsam und kontrolliert hinab und sorge dafür, dass sie weiterhin fast vollständig durchgestreckt sind (eine leichte Beugung behalten, um Gelenke zu schonen). Abgelegt werden dürfen die Beine allerdings nicht! Senke sie nur bis knapp oberhalb des Bodens hinab. Nachdem du deine Beine am tiefsten Punkt ungefähr eine Sekunde lang gehalten hast, führst du sie wieder in den 90°-Winkel zurück.

Ein häufiger Fehler bei der Ausführung von Beinheben ist das Schwungholen mit den Beinen während der Aufwärtsbewegung. Führe sie stattdessen langsam und kontrolliert hinauf und hinab. Achte außerdem darauf, dass dein Nacken stets entspannt ist.

Variation

Um die Übung noch intensiver zu gestalten, kannst du deinen oberen Rücken sowie deinen Kopf während der gesamten Bewegung anheben, ähnlich wie bei der Crunch-Ausführung. Der untere Rücken bleibt jedoch fest auf dem Boden liegen.

Kurzhantel Seitbeugen

Beteiligte Muskulatur:

- Bauch (schräger Bauchmuskel)
- Bauch (gerader Bauchmuskel, pyramidenförmiger Muskel)

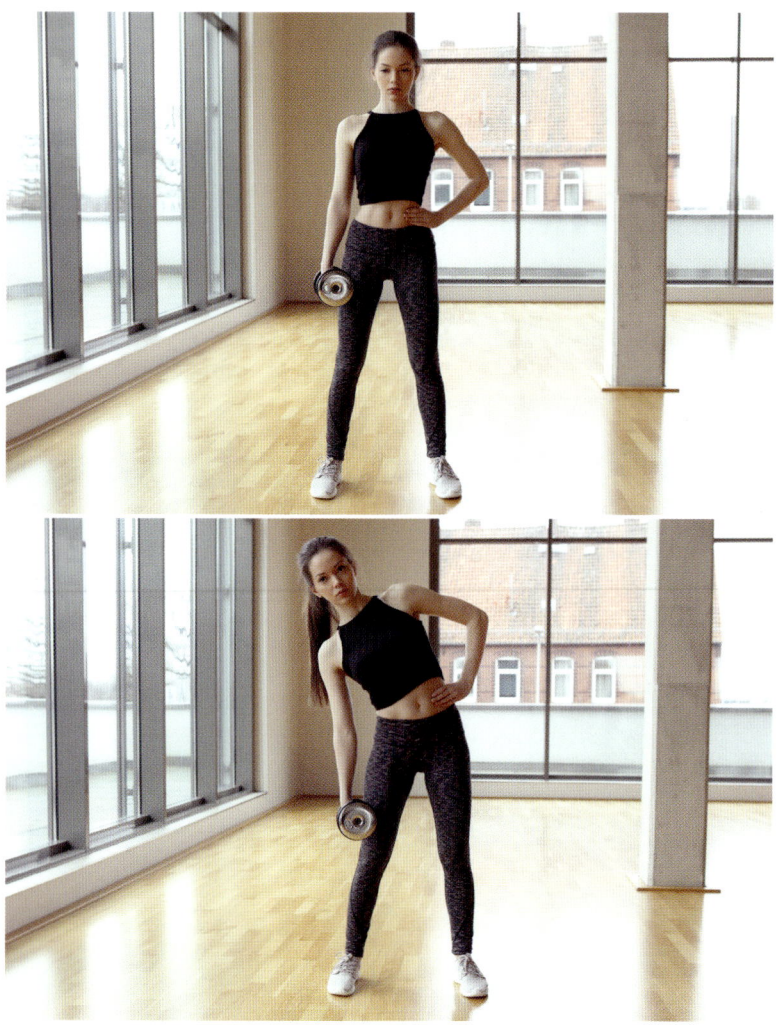

Ausführung

Nimm einen stabilen Stand ein, indem du deine Füße schulterbreit positionierst. Stütze eine Hand in deinen seitlichen Bauch oder an deine Hüfte. Die andere Hand hält eine Kurzhantel im neutralen Griff. Achte auf einen geraden Rücken, schaue stets nach vorn und spanne den Arm, der die Kurzhantel hält, nicht unnötig an.

Beuge nun deinen Oberkörper zur Seite, indem du dem Gewicht der Kurzhantel »nachgibst« und die Hantel am Bein entlang hinabführst. Es ist wichtig, dass sich Hüfte und Beine nicht bewegen. Lediglich der Oberkörper knickt an der Stelle des seitlichen Bauches zur Seite, und zwar so weit, wie es dir möglich und noch angenehm ist.

Gehe langsam und kontrolliert zurück in die Ausgangsposition, während du ausatmest.

Alternativ kannst du mit einer Hand auch in den Nacken greifen, anstatt sie in die Hüfte zu stützen, falls dir das angenehmer ist. Nachdem du deine Wiederholungszahl erreicht hast, wechsle die Seiten der Hantel und führe dieselbe Bewegung aus, indem du dich wieder dem Gewicht der Hantel beugst – dieses Mal natürlich zur anderen Seite hinab.

Folgende Punkte sind unbedingt zu beachten:

- Schiebe beim Beugen nicht die Hüfte zur anderen Seite. Sie bleibt während der gesamten Übung fixiert, genau wie deine Beine.
- Lehne dich nicht nach vorn und verdrehe auch nicht deinen Oberkörper.
- Die Aufwärtsbewegung erfolgt bewusst aus dem seitlichen Bauch heraus und nicht durch ein Ziehen der Hantel mit der Schulter.

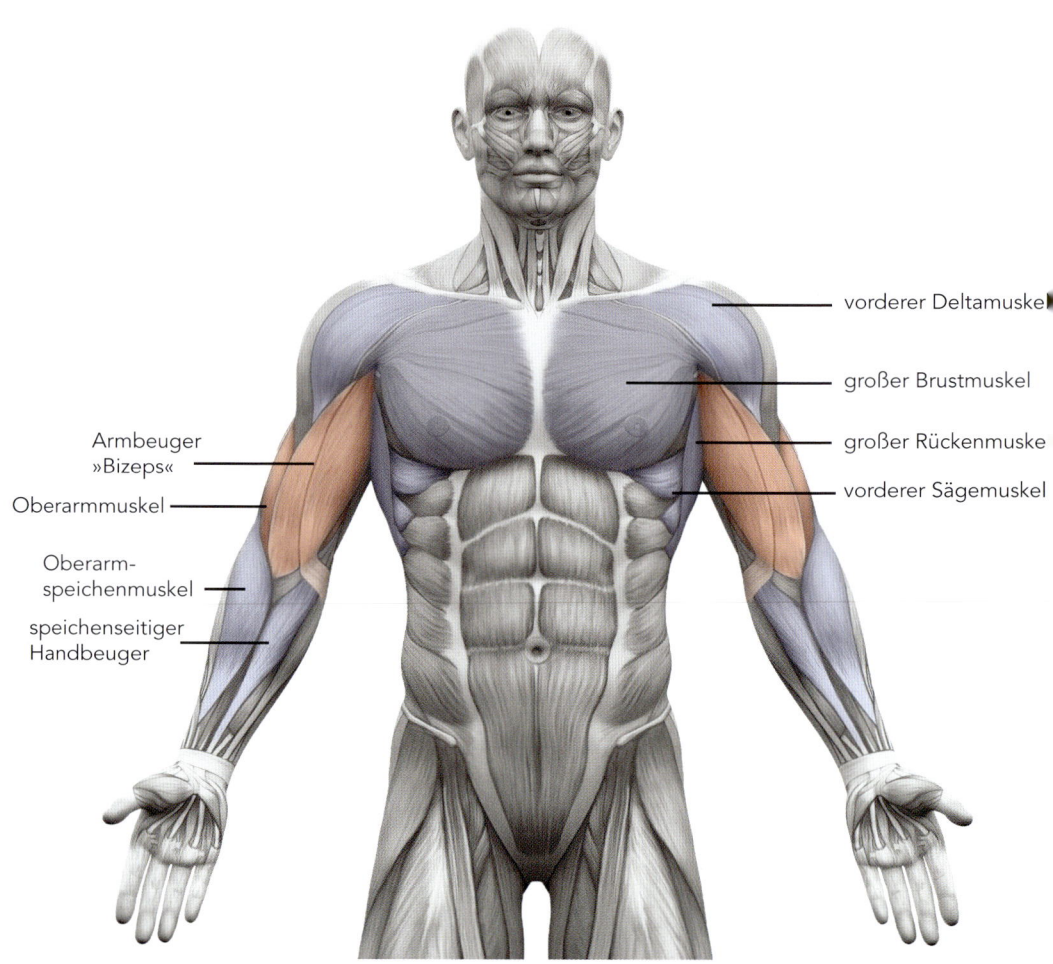

vorderer Deltamuskel

großer Brustmuskel

großer Rückenmuskel

vorderer Sägemuskel

Armbeuger
»Bizeps«

Oberarmmuskel

Oberarm-
speichenmuskel

speichenseitiger
Handbeuger

Arme

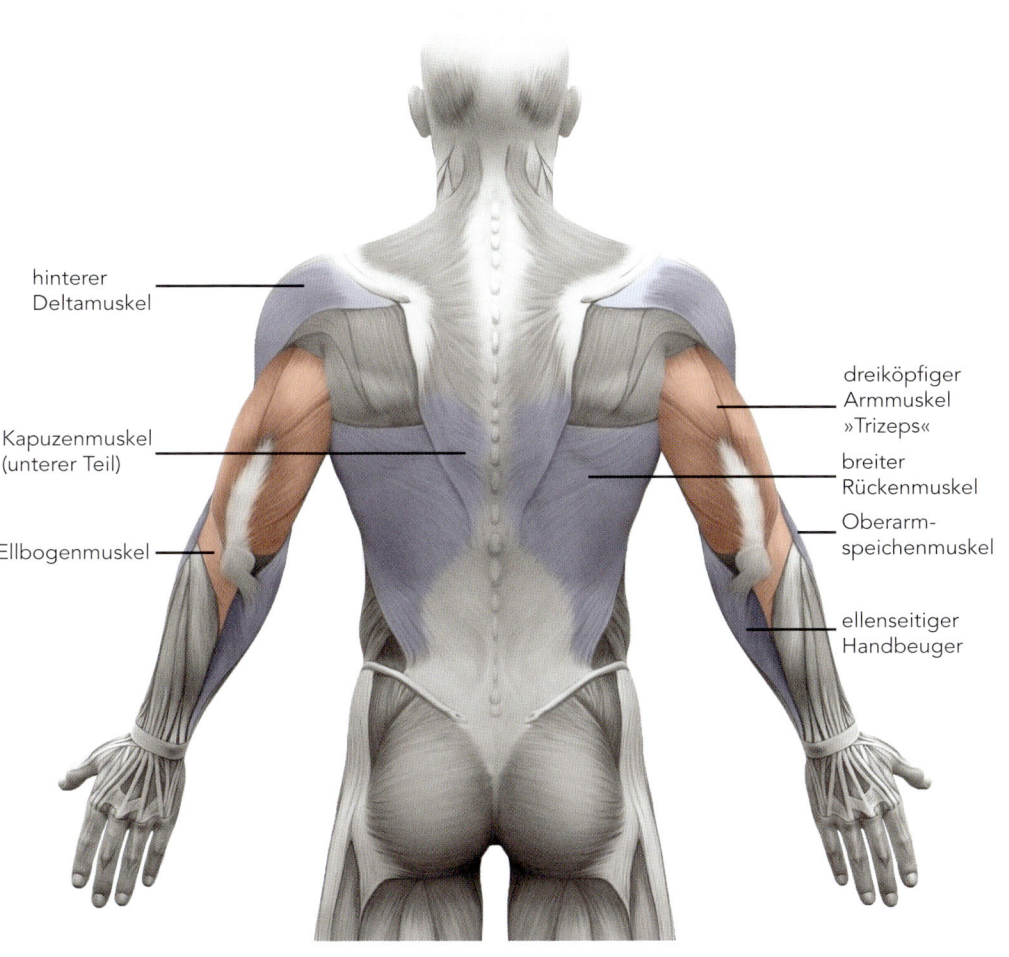

hinterer
Deltamuskel

dreiköpfiger
Armmuskel
»Trizeps«

Kapuzenmuskel
(unterer Teil)

breiter
Rückenmuskel

Oberarm-
speichenmuskel

Ellbogenmuskel

ellenseitiger
Handbeuger

Dips (»Arnold-Dips«)

Beteiligte Muskulatur:

- Arme (Trizeps, Ellenbogenmuskel)
- Schulter (vorderer Teil des Deltamuskels)
- Brust (großer Brustmuskel)
- Nacken (unterer Kapuzenmuskel)
- Rücken (breiter Rückenmuskel)
- Sonstige (vorderer Sägemuskel)

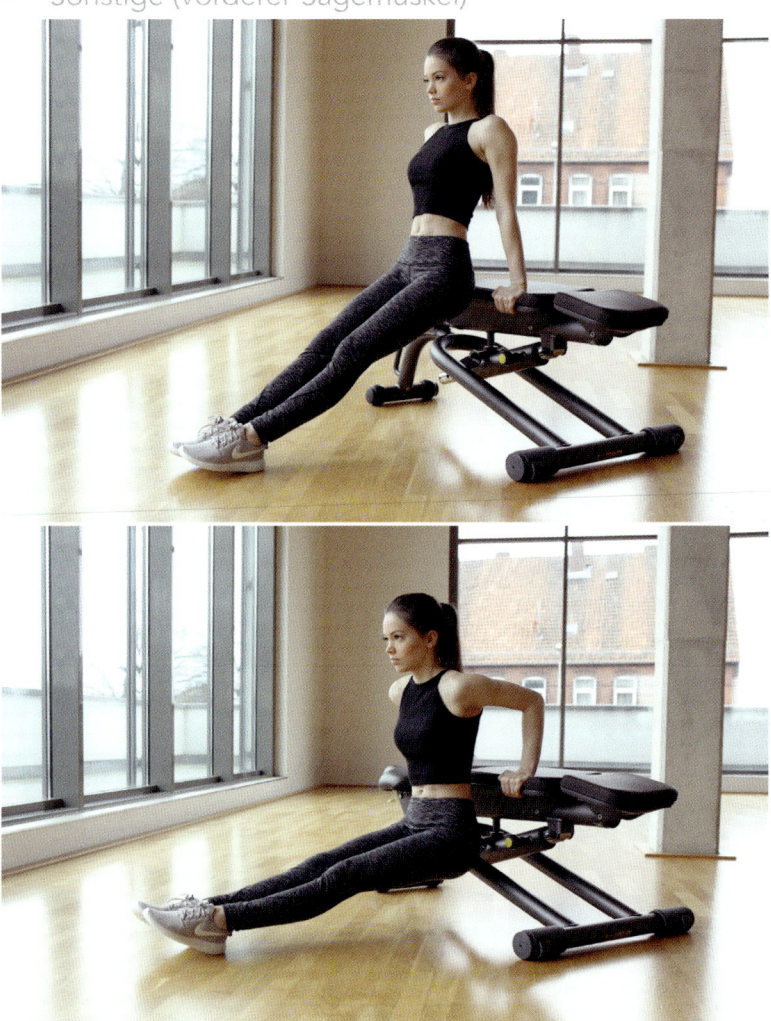

Ausführung

Setze dich mittig auf eine Flachbank und umgreife die Kante der Bank rechts und links neben dir mit beiden Händen. Drücke dich nun von der Bank ab, sodass sich dein Po hebt, und wandere mit den Füßen nach vorn, bis sich dein Oberkörper vor der Bank befindet. Strecke die Beine vollständig durch und stütze dich lediglich mit den Fersen auf dem Boden ab.

Senke nun deinen Po langsam hinab, bis sich ein 90°-Winkel zwischen Ober- und Unterarm bildet. Achte stets darauf, die Ellbogen so eng wie möglich am Körper zu führen.

Drücke deinen Oberkörper wieder nach oben, strecke die Arme am Ende der Bewegung aber nicht vollständig durch. Achte zu jeder Zeit darauf, dass dein Oberkörper vollständig gerade ist und deine Bauchmuskeln angespannt sind.

Solltest du die Übung zu Hause ohne Flachbank ausführen wollen, kannst du dich auf einer Bettkante oder einem anderen Gegenstand abstützen.

Variation

Gerade für Trainingsanfänger kann es sinnvoll sein, die Übung zu vereinfachen, indem die Beine nicht komplett durchgestreckt werden und sich die Fußsohle flach auf dem Boden befindet. Der Übungsablauf ist identisch mit der oben beschriebenen Variante.

Stirndrücken (engl. »french press«)

Beteiligte Muskulatur:

- Arme (Trizeps, Ellbogenmuskel)
- Sonstige (vorderer Sägemuskel)
- Brust (großer Brustmuskel)
- Schulter (hinterer Teil des Deltamuskels)

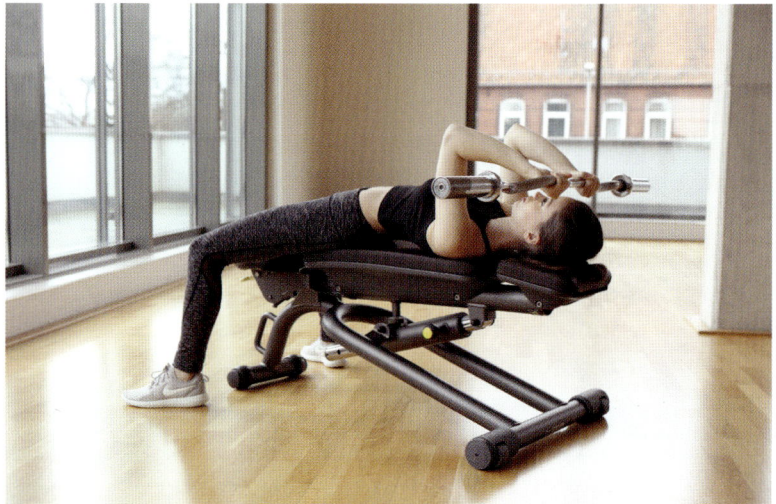

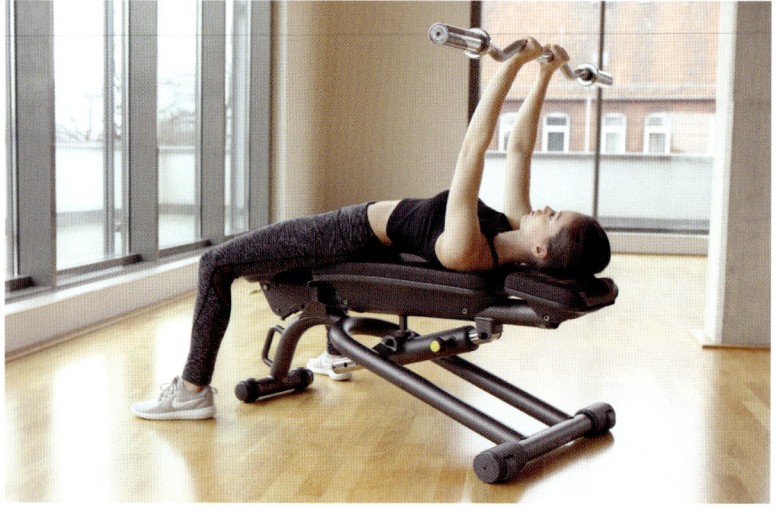

Ausführung

Stirndrücken oder auch »french press« lässt sich mit und ohne Bank ausführen. Der Ablauf der Übung ist nahezu identisch.

Greife eine Langhantelstange enger als schulterbreit im Obergriff und lege dich rücklings auf eine Flachbank bzw. auf den Boden, sofern keine Bank zur Verfügung steht. Führe dabei die Hantelstange über deinen Kopf, die Arme sind nahezu gestreckt (nicht vollständig, leichte Beugung). Platziere beide Füße fest auf dem Boden, um maximale Stabilität zu erreichen. Dein Rücken bildet ein leichtes Hohlkreuz, dein Kopf liegt auf der Bank.

Führe nun langsam und kontrolliert die Hantel in Richtung Stirn und senke dabei ausschließlich die Unterarme. Die Oberarme bleiben senkrecht und fixiert!

Drücke die Stange anschließend von deiner Stirn weg zurück in die Ausgangsposition. Achte auch hier wieder darauf, die Arme am Ende der Bewegung nicht vollständig durchzustrecken, um die Ellbogengelenke zu schonen und die Aufwärtsbewegung ohne Schwung auszuführen.

Variation

Anstelle einer Langhantel kannst du auch zwei Kurzhanteln benutzen, die in neutraler Griffhaltung gehalten werden. Der Ablauf ist analog zur Langhantel-Variante.

Bizepscurls und Hammercurls

Beteiligte Muskulatur:

- Arme (Bizeps, Oberarmmuskel, Oberarmspeichenmuskel)
- Arme (speichen- und ellenseitiger Handbeuger)

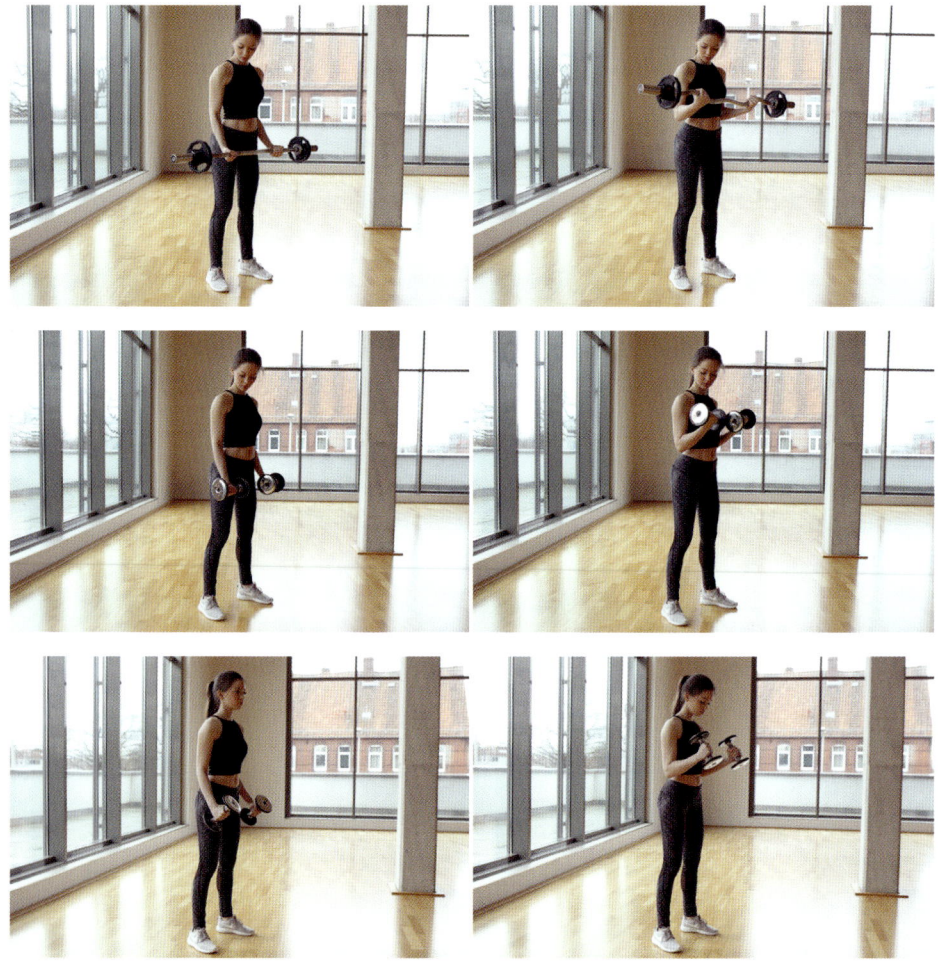

Ausführung Bizepscurls

Bizepscurls lassen sich sowohl mit einer Curlstange als auch mit Kurzhanteln durchführen. Die Ausgangsposition ist ein hüftbreiter, aufrechter Stand. Die Hände greifen die Hanteln so, dass die Handfläche von dir wegzeigt, also im Untergriff.

Bleibe während der Übung stolz und ziehe deine Schulterblätter nach hinten, sodass sich auch deine Schultern nach hinten bewegen. Während der Übung sollte sich dein Rücken nie zu einem Buckel formen oder ins Hohlkreuz fallen.

Deine Ellbogen bleiben während der gesamten Übung nah an deiner Taille. Von dort aus bewegt sich nur der Unterarm mitsamt den Hanteln nach oben, sodass du vor allem den Bizeps maximal beanspruchst. Die Ellbogen sind lediglich der Dreh- und Angelpunkt der Unterarmbewegung.

Führe die Bewegung langsam und bedacht aus, um die involvierten Muskelpartien besonders gut zu beanspruchen. Wichtig ist, dass du die Unterarme nie so weit absenkst, dass deine Arme an Spannung verlieren.

Schwungholen mit Oberkörper oder Beinen sollte vermieden werden. Lieber das Gewicht minimieren und die Übung dafür genau und bedacht ausführen. Das gilt für jede Grund- und Isolationsübung!

Ausführung Hammercurls

Die Ausführung der Hammercurls erfolgt analog zur Ausführung der Bizepscurls mit Kurzhanteln, mit dem einzigen Unterschied, dass die Hanteln im neutralen Griff gegriffen werden – wie ein Hammer.

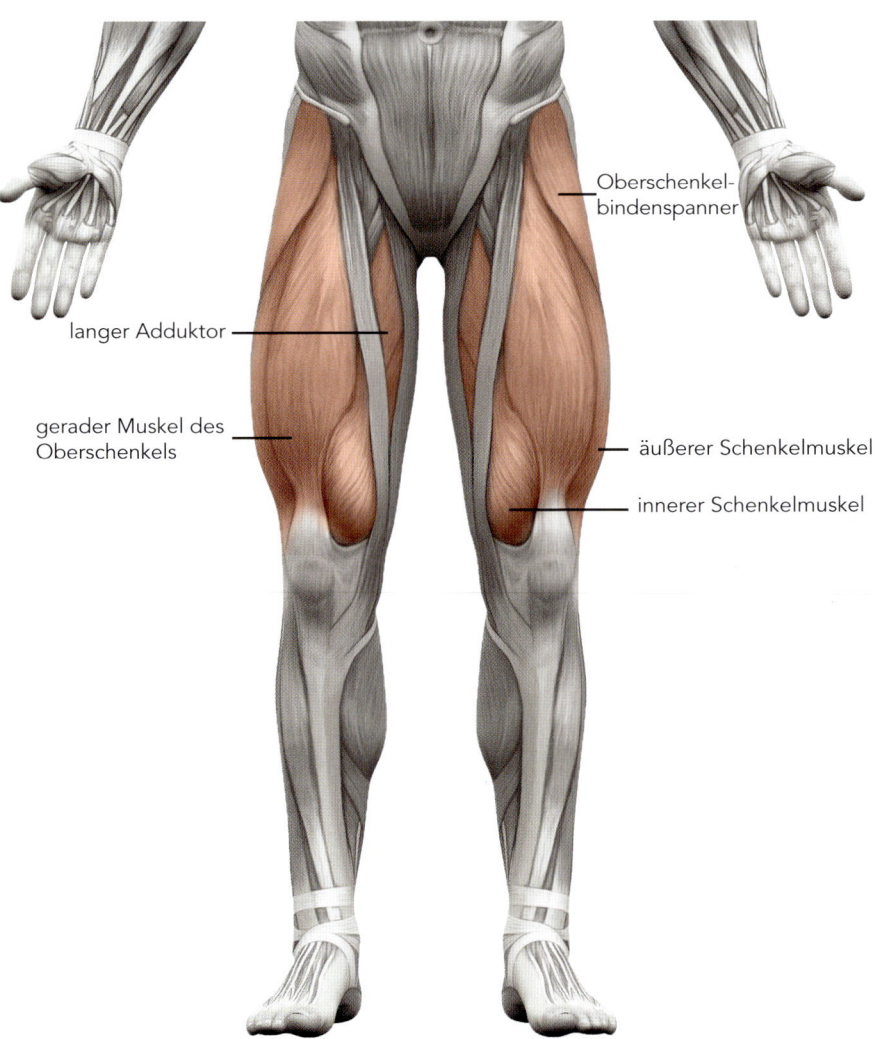

Oberschenkel-
bindenspanner

langer Adduktor

gerader Muskel des
Oberschenkels

äußerer Schenkelmuskel

innerer Schenkelmuskel

Beine

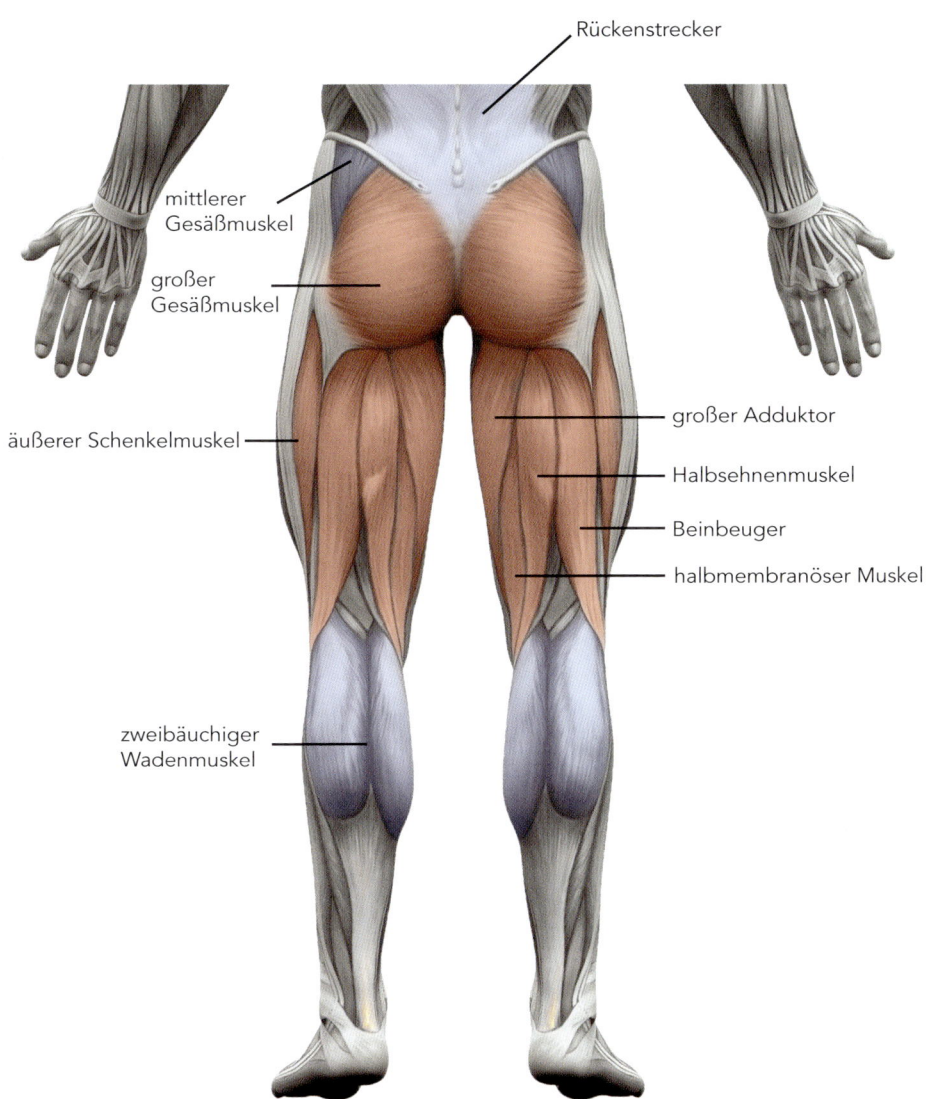

Rückenstrecker

mittlerer
Gesäßmuskel

großer
Gesäßmuskel

äußerer Schenkelmuskel

großer Adduktor

Halbsehnenmuskel

Beinbeuger

halbmembranöser Muskel

zweibäuchiger
Wadenmuskel

Kniebeugen

Beteiligte Muskulatur:

- Beine (gerader Muskel des Oberschenkels, innerer und äußerer Schenkelmuskel, großer und mittlerer Gesäßmuskel, halbmembranöser Muskel, Halbsehnenmuskel, Beinbeuger)
- Rücken (Rückenstrecker)
- Beine (zweibäuchiger Wadenmuskel)

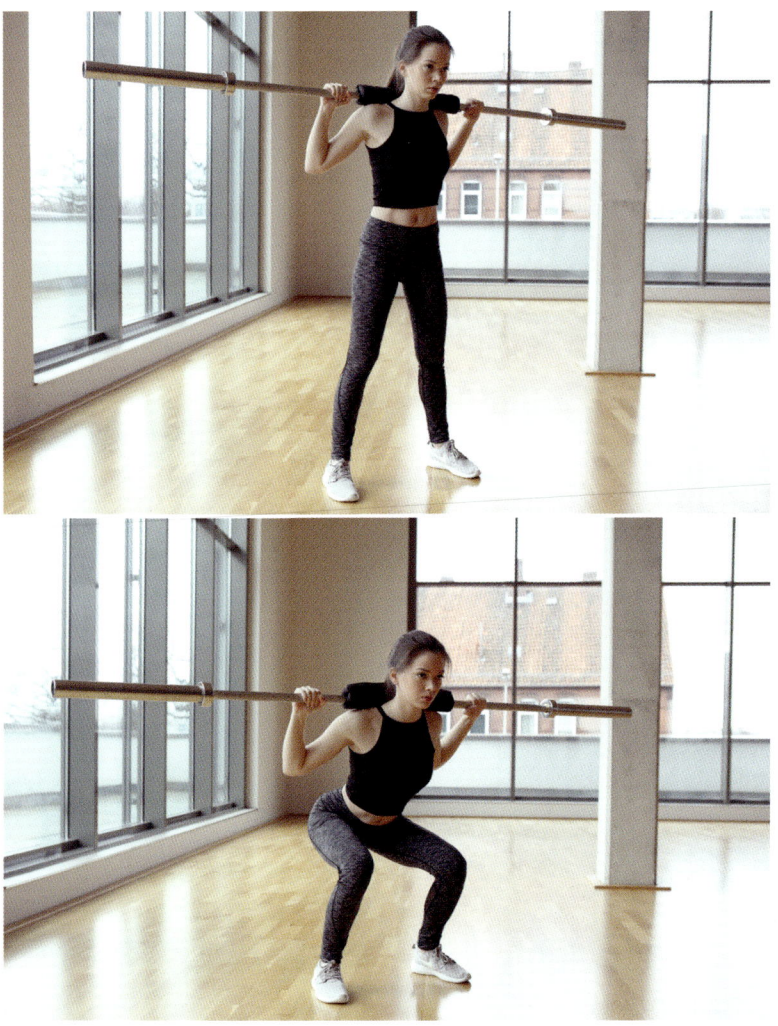

Ausführung

Positioniere deine Füße parallel und schulterbreit, deine Fußspitzen dürfen leicht nach außen zeigen. Achte darauf, dass die Knie zu jedem Zeitpunkt der Übungsausführung in dieselbe Richtung zeigen wie die Füße.

Greife die Stange so, dass deine Hände möglichst eng an den Schultern liegen. Schiebe nun die Ellbogen nach vorn, sodass sie sich unterhalb der Stange befinden. Drücke die Brust heraus, spanne den Rumpf an. Dein Oberkörper sollte nun leicht vorgebeugt sein, dein Kopf bildet stets eine Verlängerung zur Wirbelsäule, der Blick ist nach vorn gerichtet.

Durch das Zurückziehen der Schultern und einen möglichst engen Griff entsteht ein (Muskel-)Polster, auf dem die Stange liegen sollte.

Beginne mit der Abwärtsbewegung, indem du deine Hüfte nach hinten schiebst, als würdest du dich auf einen Hocker setzen. Grundsätzlich gilt: Je tiefer du beugst, desto anspruchsvoller und effektiver ist die Übung. Dabei ist jedoch Folgendes zu beachten:

- Achte darauf, deinen Oberkörper möglichst gerade zu halten und nicht zu weit »einknicken« zu lassen (High-Bar-Ausführung).
- Die Hantelstange sollte stets in einer Linie mit deinem Fuß sein; im Idealfall liegt sie exakt über der Fußmitte.
- Deine Knie sollten so wenig wie möglich über deine Fußspitzen hinausragen.
- Die Hauptbelastung liegt auf den Fersen, um die Knie zu schonen.

Unten angekommen, beginne mit der Aufwärtsbewegung, indem du deine Hüfte nach vorn schiebst und deinen Körper aufrichtest. Das Strecken der Beine und das Aufrichten des Oberkörpers erfolgt nicht hintereinander, sondern zeitgleich durch das Nachvornschieben der Hüfte.

Tipp: Diese sehr komplexe Übung kann zunächst mit Kurzhanteln ausgeführt werden. Die Ausführung ist nahezu identisch. Positioniere deine Beine jedoch hüftbreit und greife eine Kurzhantel in jeder Hand (neutraler Griff). Die Arme hängen seitlich am Körper herab.

Ausfallschritte (»Lunges« mit Kurzhantel)

Beteiligte Muskulatur:

- Beine (gerader Muskel des Oberschenkels, innerer und äußerer Schenkelmuskel, großer und mittlerer Gesäßmuskel, Beinbeuger, halbmembranöser Muskel, Halbsehnenmuskel, großer Adduktor)
- Rücken (Rückenstrecker)
- Beine (zweibäuchiger Wadenmuskel)

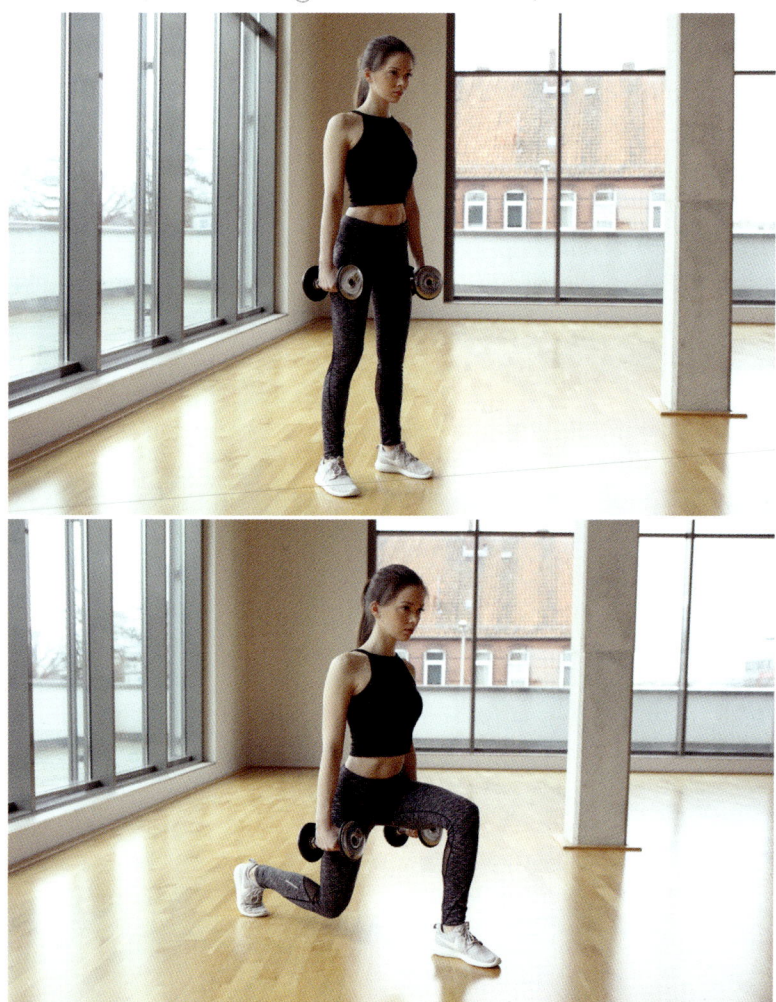

Ausführung

Beginne die Übung aufrecht in einem schulterbreiten Stand. Deine Arme hängen seitlich am Körper hinunter, in jeder Hand befindet sich eine Kurzhantel. Dein Oberkörper ist während der gesamten Übung aufrecht und starr, dein Blick nach vorn gerichtet.

Gehe nun mit dem rechten Bein einen großen Schritt nach vorn, die Hüfte bleibt gerade. Senke deine Hüfte nun so weit nach unten ab, dass sich das Knie des hinteren (linken) Beins fingerbreit über dem Boden befindet. Ober- und Unterschenkel des vorderen Beins bilden einen 90°-Winkel, das Knie befindet sich maximal auf Höhe deiner Zehenspitzen. Halte diese Position eine bis zwei Sekunden.

Drücke dich nun mit dem vorderen Bein nach oben, ziehe gleichzeitig das hintere Bein nach vorn (Bodenkontakt bewahren) und führe mit diesem den nächsten Schritt nach vorn aus.

Wieder beginnt das Absenken der Hüfte, bis sich das hintere Knie fingerbreit über dem Boden befindet. Der Bewegungsablauf funktioniert absolut analog.

Passe die Anzahl der Wiederholungen (= Schritte) an dein Trainingsziel an. Man nennt diese Art von Ausfallschritten auch »Walking Lunges«. Bevor du Zusatzgewicht verwendest, solltest du den Ablauf der Übung ohne Gewichte beherrschen.

Variation

Falls nicht genügend Platz für »Walking Lunges« vorhanden ist, kannst du sie auch auf der Stelle ausführen. Der Übungsablauf ist derselbe wie oben beschrieben, mit dem einzigen Unterschied, dass du beim Nach-oben-Kommen das hintere Bein nicht mit nach vorn ziehst, sondern dich lediglich aus dem vorderen Bein nach oben drückst und anschließend das hintere Knie wieder absenkst – so oft, wie es dein Trainingsziel vorsieht. Wechsle anschließend den Stand, sodass das andere Bein nun einen Schritt nach vorn geht, und führe wieder so viele Wiederholungen aus, wie es dein Trainingsziel vorsieht.

Das merk' ich mir!

»The last three or four reps is what makes the muscle grow.
This area of pain divides the champion from someone else who is not a champion.«
(Arnold Schwarzenegger)

Der Weg zum Ziel

Nachdem du in den vorherigen Kapiteln viel grundlegendes Fachwissen erlangt hast, erfährst du nun, wie du deine individuell gesteckten Fitnessvorsätze in der Praxis angehen solltest. Wir gehen hier auf das optimale Zusammenspiel von Sport und Ernährung ein und geben dir hilfreiche Tipps, abgestimmt auf dein persönliches Ziel.

Um Fettreduktion oder Muskelaufbau zu erreichen, wirst du nicht darum herumkommen, deinen täglichen Kalorienbedarf zu kennen. Schließlich bedeutet Abnehmen, weniger Kalorien zu sich zu nehmen, als man verbraucht (Kaloriendefizit). Um Muskeln aufzubauen, musst du hingegen mehr Kalorien zu dir nehmen, um deinem Körper die zusätzlich benötigte Energie zur Verfügung zu stellen (Kalorienüberschuss). Schnapp dir also Stift und Taschenrechner und folge unserer Anleitung, um deinen persönlichen Kalorienbedarf zu bestimmen. Alternativ kannst du auch den interaktiven Kalorienrechner in deinem persönlichen Bereich auf unserer Website nutzen. Er nimmt dir die Rechnerei ab.

Dein individueller Kalorienbedarf - eine Anleitung

Die wohl bekannteste Formel zur näherungsweisen Bestimmung deines Grundumsatzes (Kalorienbedarf ohne Berücksichtigung von Leistung) ist die seit 1918 bekannte Harris-Benedict-Formel:

Grundumsatz bei Frauen:

655,1
+ 9,6 x Körpergewicht in kg
+ 1,8 x Körpergröße in cm
- 4,7 x Alter in Jahren
= Dein Grundumsatz

Grundumsatz bei Männern:

66,47
+ 13,7 x Körpergewicht in kg
+ 6,0 x Körpergröße in cm
- 6,8 x Alter in Jahren
= Dein Grundumsatz

Um die Leistung mit einzubeziehen, musst du deinen soeben errechneten Grundumsatz mit deinem persönlichen PAL-Faktor (PAL = Physical Activity Level) multiplizieren. Die folgende Tabelle ordnet jeder Aktivität einen PAL-Wert zu:

Aktivität	PAL-Wert
Schlafen	0,95
nur Sitzen oder Liegen	1,2
Ausschließlich sitzende Tätigkeit mit wenig oder keiner körperlichen Aktivität in der Freizeit, z.B. Büro-/Schreibtischarbeit	1,4 - 1,5
Überwiegend sitzend mit zeitweilig gehender oder stehender Tätigkeit (Studierende, Fließbandarbeiter, Kraftfahrer,..)	1,6 - 1,7
Überwiegend gehende oder stehende Tätigkeit (Verkäufer, Kellner, Handwerker, Mechaniker, Hausfrauen,..)	1,8 - 1,9
Körperlich anstrengende berufliche Arbeit (Bauarbeiter,..)	2,0 - 2,4

Ordne jeder Aktivität des Tages einen PAL-Wert zu.

Tätigkeit	Dauer	PAL-Wert
Schlafdauer	8 Stunden	8 x 0,95 = 7,6
Universität	6 Stunden	6 x 1,7 = 10,2
Schreibtischarbeit	3 Stunden	3 x 1,5 = 4,5
sonstige Freizeitaktivität (Mahlzeiten zubereiten, aufräumen, putzen,..)	5 Stunden	5 x 1,8 = 9
Fernsehen	2 Stunden	2 x 1,2 = 2,4
Summe	24 Stunden	33,7

Teile die Summe des PAL-Wertes (hier: 33,7) durch 24, also durch die Anzahl der Stunden eines Tages, um den Durchschnittswert zu ermitteln. Für das Beispiel ergibt sich ein PAL-Wert von 1,4. Multipliziert man diesen nun mit dem zuvor berechneten Grundumsatz, ergibt sich der tägliche, individuelle Kalorienbedarf.

Sportliche Aktivitäten wie zum Beispiel Kraftsport erhöhen deinen Leistungsumsatz. Rechne diese am besten gesondert deinem täglichen Kalorienbedarf (an Trainingstagen) hinzu. Die folgende Übersicht zeigt dir den durchschnittlichen Kalorienverbrauch in einer Stunde (pro Kilogramm Körpergewicht). Du musst den entsprechenden Wert also noch mit deinem Körpergewicht multiplizieren.

Sportart	Kalorienverbrauch (kcal/h/kg)
Laufen (7-9 km/h)	7 - 8
Kraftsport	7

Eine 65 kg schwere Person verbraucht demnach 455 kcal bei einer Stunde Kraftsport (65 x 7 = 455). Der zuvor berechnete Kalorienbedarf, bestehend aus Grundumsatz multipliziert mit Leistungsumsatz, erhöht sich an Trainingstagen demnach um 455 kcal.

Eine ausführlichere Liste findest du im Anhang auf der Seite 236!

Ziel: Muskelaufbau

Ernährung

Vor allem Anfänger setzen sich oft als grundlegendes Ziel, reine Muskulatur aufzubauen, ganz ohne Anlagerung von Körperfett. Umso größer ist die Enttäuschung, wenn sich während der Muskelaufbauphase zusätzlich Fett ansetzt, das die Muskeln bedeckt und den Körper weich und weniger sportlich wirken lässt. Andere hingegen verlässt der Ansporn, weil sich absolut nichts tut. Überkommt einen erst einmal das Gefühl, seinem Traum noch kein Stück nähergekommen zu sein, ist es schwer, die Motivation zu bewahren und dranzubleiben. Beide niederschmetternden Ergebnisse sind wahrscheinlich auf Ernährungsfehler zurückzuführen. Das zeigt einmal mehr, dass sorgsam durchdachte Mahlzeiten einen sehr hohen Stellenwert für unsere Trainingsergebnisse einnehmen.

Damit Muskeln aufgebaut werden können, ist es äußerst wichtig, seinen täglichen Grundumsatz zu decken und einen geringen Kalorienüberschuss zu erreichen. Aus diesem beziehen die Muskeln die Energie, die sie zum Wachsen benötigen. Wir empfehlen dir einen Kalorienüberschuss von 300 bis 400 Kilokalorien.

Seine Nahrungsmittel sinnvoll und durchdacht auszuwählen, ist sehr wichtig. Jemand, der unüberlegt alles isst, was ihm in die Finger kommt, wird niemals an Magermasse zunehmen.

Besonderes Augenmerk sollte auf die Mahlzeiten gelegt werden, die vor und nach der Trainingseinheit für optimale Nährstoffdeckung und Energie sorgen. Zwei bis drei Stunden vor dem Workout reichlich komplexe Kohlenhydrate zu sich zu nehmen, steigert Belastbarkeit und Durchhaltevermögen. Einfache Kohlenhydrate würden »direkt ins Blut« gehen und bloß zu einem kurzweiligen Energieschub verhelfen. Die Leistungsfähigkeit könnte aufgrund des rasch sinkenden Insulinspiegels rapide abfallen, was hinderlich wäre für ein effektives Training. Kohlenhydrathaltige Nahrungsmittel, die hingegen aus Mehrfachzucker bestehen, stellen durch die kontinuierliche Aufspaltung über einen längeren Zeitraum Energie zur Verfügung und eignen sich deshalb ideal zur Vorbereitung auf ein intensives Workout.

Ebenso wenig sollte der Eiweißbedarf eines trainierenden Menschen vernachlässigt werden. Eiweiß besteht aus Aminosäuren, diese bestehen unter anderem aus Stickstoff. Eine positive Stickstoffbilanz, also eine positive Differenz zwischen aufgenommener und ausgeschiedener Stickstoffmenge, ist entscheidend für den Muskelaufbau. Denn nur wenn der Körper mehr Stickstoffmoleküle in Form von Protein bekommt als abgegeben wird, ist es möglich, Muskelmasse aufzubauen.

Sportmediziner des American College of Sports Medicine (ACSM) empfehlen Kraftsportlern eine tägliche Proteinaufnahme von etwa 1,6 bis 1,7 Gramm pro Kilogramm Körpergewicht. Täglich 1,5 bis 2 Gramm Eiweiß pro Kilogramm Körpergewicht zu sich zu nehmen, rät hingegen die National Strength and Conditioning Association (NSCA). Im Durchschnitt liegt der tägliche Eiweißbedarf eines erwachsenen Kraftsportlers also zwischen 1,5 und 2 Gramm pro Kilogramm Körpergewicht. Jemand, der nicht trainiert, hat dementsprechend einen niedrigeren Bedarf; ausreichend, um die vorhandene Muskelmasse zu erhalten.

Es ist umstritten, ob sich das Timing der Eiweißaufnahme auf Kraft und Masse auswirkt. Es gibt sowohl Studien, die belegen, dass Eiweißzufuhr direkt nach dem Training das Wachstum der Muskelmasse begünstigt, als auch Gegenstudien, gemäß denen der Einnahmezeitpunkt keine Auswirkungen auf das Muskelwachstum hat. Grundsätzlich ist es aber nicht verkehrt, eine Post-Workout-Mahlzeit zu sich zu nehmen, um den Körper einerseits wieder zu stärken und andererseits die Glykogenspeicher (Kohlenhydratspeicher der Muskeln), die während des Trainings geleert wurden, wieder aufzufüllen.

Stimmt die allgemeine Nährstoffversorgung nicht, nutzt der Körper gerade bei stärkerer Belastung die eigene Muskelsubstanz zur Energiegewinnung. Das kann nicht nur den Muskelaufbau hemmen, sondern sogar zum Abbau führen.

Wenn es dir schwerfällt, täglich genügend Kalorien zu dir zu nehmen, um den Muskelaufbau voranzutreiben, solltest du es mal mit fünf bis sechs kleineren, über den Tag verteilten Mahlzeiten inklusive gesunder Snacks probieren. Drei äußerst umfangreiche Speisen morgens, mittags und abends können überfordern und die Motivation senken.

Um nicht den Überblick zu verlieren über das, was täglich in deinem Magen landet, und ein Gefühl dafür zu entwickeln, wie viel von welchen Makronährstoffen in einem Lebensmittel stecken, ist ein Ernährungstagebuch sehr empfehlenswert (z. B. in Form einer App). Insbesondere hilft dir das Dokumentieren deiner Mahlzeiten dabei, den exakten Kalorienüberschuss von 300 bis 400 Kalorien am Tag einzuhalten.

Dass es wichtig ist, Lebensmittel sinnvoll und durchdacht auszuwählen, haben wir bereits erwähnt. Was bedeutet das genau? Es bedeutet, dass du dich gesund ernähren solltest. Gerichte wie Tiefkühlpizza und Co., aber auch einfache Kohlenhydrate und Alkohol sollten nicht übermäßig verzehrt werden (siehe Kapitel »Unsere Ernährungsphilosophie«). Eine umfangreiche Liste mit Lebensmitteln, die wir als besonders geeignet einstufen, findest du im Anhang. Neben den einzelnen Lebensmitteln sind dort auch die jeweiligen (Makro-)Nährstoffangaben angegeben – und das aus einem guten Grund: Wir haben untersucht, wie man das Erreichen seines Ziels beschleunigen kann, neben der Wahl der richtigen Lebensmittel und einem ausreichenden Kalorienüberschuss. Dabei haben wir herausgefunden, dass es ein magisches Verhältnis der einzelnen Makronährstoffe zueinander gibt, das dich um einiges schneller an dein Ziel bringt. Es handelt sich um eine bestimmte prozentuale Verteilung der Nährstoffe zueinander:

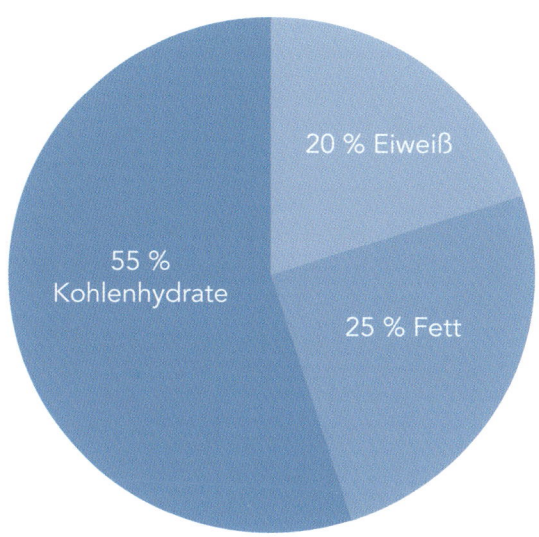

20 % Eiweiß

55 %
Kohlenhydrate

25 % Fett

Der Kohlenhydratanteil sollte 55 % deiner Gesamtenergiebilanz betragen, um dem Körper genügend Energie für den Tag und vor allem für das Workout zur Verfügung zu stellen. Der Fettanteil liegt im besten Fall bei 20 bis 25 %. Damit den Muskeln auch ausreichend »Baumaterial« zum Wachsen zur Verfügung steht, brauchst du Eiweiß. Am effektivsten ist ein Anteil von 20 bis 25 % an deiner Gesamtenergiebilanz.

Schauen wir uns das noch einmal genauer an: Gehen wir mal davon aus, dass dein errechneter täglicher Kalorienbedarf bei 2000 Kalorien liegt. Um Muskeln aufzubauen, benötigst du einen Überschuss von 300 bis 400 Kalorien. Das macht also circa 2400 Kalorien täglich, die es über die Ernährung aufzunehmen gilt.

55 % davon sind optimalerweise Kohlenhydrate, also 1320 Kalorien. Dies entspricht genau 330 Gramm Kohlenhydraten, da 1 Gramm Kohlenhydrate 4 Kalorien entsprechen. Maximal 600 Kalorien entfallen auf Fette. Bei 9 Kalorien pro Gramm ergibt sich eine tägliche Fettmenge von circa 67 Gramm. Die übrigen 20 % machen den Eiweißanteil aus, also 480 Kalorien in Form von Eiweiß (entspricht 120 Gramm).

Training

Ein fataler Fehler, den gerade Fitnessanfänger gern begehen, ist eine zu einseitige Trainingsgestaltung. Insbesondere weibliche Kraftraumneulinge sind sich zum Beispiel nicht bewusst, dass es gesundheitliche Probleme mit sich bringen kann, nur bestimmte Körperpartien wie Po und Bauch zu trainieren. Nicht zuletzt leidet die Haltung massiv unter einseitigem Training. Aber auch Männer erwischt man häufig dabei, wie sie zwar intensiv ihre Arme »quälen«, das Beintraining jedoch gern mal aussparen oder gänzlich vernachlässigen. Sogenannte »Disco-Pumper« müssen dann nicht nur mit unstimmigen Proportionen leben, sondern auch mit der Tatsache, dass andere schneller Trainingserfolge erzielen. Das liegt daran, dass gerade beim Trainieren größerer Muskelgruppen wie der Beine oder des Rückens besonders viele aufbauende Hormone produziert werden, von denen schlussendlich alle Muskelgruppen des Körpers profitieren.

✔ Vermeide einseitiges Training.

Vor allem Grundübungen setzen Muskelwachstumshormone frei und gehören deshalb in jeden Trainingsplan! Sie haben außerdem den Vorteil, dass gleich mehrere Muskelgruppen und Gelenke an einer Übung beteiligt sind. Zu den Grundübungen zählen zum Beispiel Kniebeugen, Bankdrücken, Kreuzheben und Klimmzüge.

✔ Integriere Grundübungen in dein Training.

Beim Workout ist es empfehlenswert, zuerst die großen Muskeln zu trainieren und anschließend die kleineren. Letztere unterstützen die Bewegung des größeren Muskels. Daher wäre es nicht sinnvoll, sie zuerst zu trainieren (nachzulesen auf Seite 69).

✔ Trainiere erst die großen und anschließend die kleinen Muskeln.

Ein weiterer beliebter Anfängerfehler ist eine zu kurze Regenerationszeit. Während in der eigentlichen Trainingszeit lediglich der Wachstumsreiz gesetzt wird, sind Ruhetage dazu da, um den beanspruchten Muskeln genügend Zeit zu geben, wieder zu Kräften zu kommen. Täglich ein und dieselben Muskeln zu trainieren, ist daher äußerst unproduktiv und kann sogar gefährlich werden. Muskeln trotz Muskelkater stark zu beanspruchen, kann schmerzhafte Muskelverletzungen hervorrufen. Zudem hinterlassen Muskelzerrungen oder -faserrisse in der Regel innere Vernarbungen, die den Muskel dauerhaft schwächen können. Um deine Muskeln nicht zu überfordern, solltest du eine Muskelgruppe nicht häufiger als dreimal die Woche trainieren und immer eine Regenerationszeit von mindestens 48 Stunden einhalten. Orientiere dich am Prinzip der Superkompensation (S. 73)! Nur so erreichst du auch das heiß ersehnte Muskelwachstum.

✔ Achte auf ausreichend Regenerationszeit.

Vergewissere dich, dass du progressiv trainierst, dich also stetig steigerst. Ist ein Muskel unterfordert, stagniert auch der Volumen- und Kraftzuwachs. Sei ehrlich zu dir selbst und erhöhe dein Trainingsgewicht, sobald du es für erforderlich hältst – mindestens aber jede Woche. Da sich ein Muskel nicht nur an ein bestimmtes Gewicht gewöhnt, sondern auch an einen immer gleichen Reiz, gilt es, alle sechs bis acht Wochen andere Geräte und Übungen in deinen Trainingsplan zu integrieren und das Workout so abwechslungsreich wie möglich zu gestalten. Beachte dazu das Kapitel »Monotonie ist der Tod des Fortschritts«.

✔ Sorge regelmäßig für Abwechslung beim Training.

Spätestens seit dem Kapitel »Was ist eigentlich Krafttraining?« weißt du, dass Muskelaufbautraining zum Ziel hat, die Myofibrillen wachsen zu lassen. Dies gelingt optimalerweise, wenn du pro Satz acht bis zwölf saubere, gleichmäßige Wiederholungen bewältigst. Beginne zunächst mit drei Sätzen pro Übung und steigere dich mit der Zeit auf vier oder sogar fünf Sätze – die Erfahrung wird zeigen, was für dich am besten ist.

✔ Beginne mit drei Sätzen pro Übung à acht bis zwölf Wiederholungen.

Als Neuling empfehlen wir dir ein Ganzkörpertraining an zwei bis drei Trainingstagen die Woche oder ein 2er-Split-Trainingsprogramm. Im Anhang des Buches findest du zu jedem Training jeweils einen Trainingsplan. Wir haben die Übungen in den Plänen so gewählt, dass sie mit so wenig Equipment wie möglich durchgeführt werden können – sogar zu Hause!

Sei dir stets im Klaren darüber, dass Muskelaufbau nicht von heute auf morgen passiert, sondern ein langwieriger Prozess ist, der viel Disziplin und Durchhaltevermögen verlangt. Es mag insbesondere in den ersten Wochen durchaus den Anschein erwecken, dass Muskeln schnell wachsen. Doch irgendwann kommt der Punkt, an dem es schwerer wird. Bald hast du vielleicht das Gefühl, keine Erfolge mehr zu erzielen. Gerade hier heißt es durchhalten und sich nicht entmutigen lassen. Für den Fall, dass dich die Motivation doch mal verlässt, empfehlen wir dir, deinen aktuellen Ist-Zustand zu dokumentieren, indem du ein Foto deines Körpers machst. Und wenn du dann irgendwann das Gefühl hast, nicht mehr weiterzukommen, wirf ein Blick auf dieses Foto und sieh dir an, was du bereits erreicht hast.

Ziel: Fettreduktion

Um deinen Körperfettanteil zu reduzieren, solltest du deine derzeitige Ernährung umstellen, sofern sie einen möglichen Grund für überschüssiges Körperfett darstellt. Dein neues Äußeres beginnt also in der Küche. In Kombination mit Kraft- und Ausdauersport befindet sich dein Ziel in greifbarer Nähe.

Ernährung

Die meisten versuchen ihr Glück zunächst mit einer Radikaldiät und schaden damit ihrem Stoffwechsel erheblich. Diese Art des Abnehmens bewirkt auf Dauer meist genau das Gegenteil.

Wir halten fest: »Wer schlank sein will, muss essen.«

Dein Ziel sollte eine gesunde und dauerhafte Ernährungsumstellung sein. Um einen starken Verlust von Muskelmasse zu vermeiden, ist es wichtig, auf seine »Makros« (Kohlenhydrate, Eiweiß und Fett) zu achten. Mehr Muskeln sorgen nicht nur für eine athletische Körperform, sondern stabilisieren auch deine Gelenke und schützen die Organe. Aber das Beste ist, dass sich durch mehr Muskelmasse dein Grundumsatz erhöht und du im Ruhezustand permanent mehr Kalorien verbrennst. So fällt es dir in der Abnehmphase leichter, ohne »Hungern« ein tägliches Kaloriendefizit zu erreichen, wodurch dein Körper zur Energiebeschaffung die Fettreserven »plündert«.

Du solltest deine Ernährung nachhaltig umstellen und an deinen Bedarf anpassen. Mach dir nicht zu strenge Vorgaben, denn das ist häufig ein Grund fürs Scheitern. Der Schlüssel zum erfolgreichen Abnehmen ohne starken Muskelverlust ist das richtige Kaloriendefizit. Entscheidend ist, dass es weder zu hoch noch zu gering ausfällt. Ist das Defizit zu hoch, baust du zu viel wichtige Muskelmasse ab und dir fehlt die nötige Kraft für den Sport und Alltag. Außerdem fährt so der Stoffwechsel auf Sparflamme. Ist das Kaloriendefizit zu gering, dauert es länger, bis du Fortschritte erzielst und Fett verlierst. Um das richtige Kaloriendefizit zu wählen, solltest du deinen täglichen Kalorienbedarf daher ganz genau kennen.

Beschränke dein Kaloriendefizit auf maximal 500 Kilokalorien täglich. Auch deinem Stoffwechsel zuliebe, der weiterhin angeregt werden sollte. Übrigens: Mit Radikaldiäten lässt sich dieser gründlich ruinieren, wie du spätestens seit dem Kapitel »Workout« weißt. Zusammengefasst: Werden dem Organismus viel zu wenig Nährstoffe zugeführt, fährt der Stoffwechsel auf Sparflamme herunter. Der Körper kommt dann zwar mit weniger Nahrung aus, aber sobald wieder mehr gegessen wird, wird diese sofort als Reserve angesetzt. Der Körper versucht sich so vor einer weiteren »Krise« zu schützen. Sollte es irgendwann mal wieder weniger Nahrung geben, hat dein Körper wenigstens die Fettreserven, auf die er zurückgreifen kann. Diesen Teufelskreislauf nennt man auch Jo-Jo-Effekt.

Wir empfehlen dir, ein Ernährungstagebuch mit einer entsprechenden App zu führen, um einerseits den Überblick zu behalten, was täglich in deinem Magen landet, und andererseits das Kaloriendefizit einzuhalten.

Planung und Vorbereitung im Alltag

Oftmals ist man so in seinen Alltag vertieft und/oder überfordert, alles unter einen Hut zu kriegen, dass einem am Ende des Tages nicht mehr klar ist, was man alles gegessen hat. Hier ein Brötchen, da einen Schokopudding – vor lauter Stress verliert man den Überblick völlig. Hauptsache, die Nahrungsaufnahme geht schnell. Gerade »emotionalen Essern«, die bei seelischer Belastung zu Snacks greifen, um sich zu trösten oder zu belohnen, fällt es schwer, die Kontrolle über ihr Essverhalten zu bewahren. Um dir bewusst zu werden, was täglich auf dem Teller landet, eignet sich ein Ernährungstagebuch, in dem du alle Mahlzeiten dokumentierst. Sei dabei ehrlich zu dir selbst, sonst ist die Schreibarbeit umsonst. Nur wenn du aufrichtig an die Sache herangehst, lassen sich mögliche Nahrungsmittelfallen entlarven und umgehen.

Es gibt immer wieder Situationen, in denen man vor allem aus Gewohnheit Extrakalorien zu sich nimmt. Manchmal auch, »weil sonst nichts im Haus ist«. Wer sich völlig unvorbereitet in den Tag stürzt, ohne gesunde Alternativen in petto zu haben, kann der Versuchung nach »Schokolade abends auf dem Sofa« oder anderen ungesunden Gepflogenheiten kaum widerstehen. Wer sich klug anstellt, präpariert Snacks oder gar ganze Mahlzeiten im Voraus, ist so auf plötzlichen Appetit bestens vorbereitet und kann sofort beherzt zulangen.

Der wahre Kampf beginnt bereits im Supermarkt. Wenn du siegst, landen ausschließlich gesunde Lebensmittel in deinem Einkaufskorb. Was nicht im Vorratsschrank liegt, kann auch nicht mal eben gegessen werden. Versuchungen nicht mit nach Hause zu nehmen, klingt nicht nur lebenserleichternd, sondern ist es tatsächlich.

Ein paar einfache Tricks können dir helfen, deine Ernährung grundlegend zu verändern:

- ✔ Deine Ernährung sollte natürlich »gesund« sein. Verzichte weitestgehend auf einfache Kohlenhydrate sowie auf Fertiggerichte wie Tiefkühlpizza und Co. Eine Liste mit Lebensmitteln, die von uns als geeignet eingestuft wurden, findest du samt (Makro-)Nährstoffangaben im Anhang des Buches.
- ✔ Dir sollte bewusst sein, was du täglich isst. Am besten fängst du an, für eine gewisse Zeit ein Ernährungstagebuch zu führen, in dem du dokumentierst, was du zu dir nimmst. So kannst du auch mögliche Nahrungsmittelfallen entlarven.
- ✔ Finde heraus, welche Alltagssituationen dazu führen, dass du Extrakalorien zu dir nimmst. Das kann die Tafel Schokolade sein, die offensichtlich in der Küche liegt, oder die Gummibärchen in der Schreibtischschublade. Das Beste wäre, komplett auf diese Naschereien zu verzichten und stattdessen zum Beispiel leckere Rohkostsnacks zu knabbern. Für den ein oder anderen mag das zunächst unmöglich erscheinen. Es ist schon einmal ein guter Anfang, nur noch jeden zweiten Tag ungesund zu snacken. Mit der Zeit entwöhnst du deinen Körper von der hartnäckigen Zuckersucht.
- ✔ Hilfreich ist es auch, gesunde Snacks im Vorhinein zuzubereiten, sodass sie bei akutem Heißhunger sofort zur Verfügung stehen. Das macht den Verzicht auf Ungesundes erheblich leichter.
- ✔ Der Kampf beginnt im Supermarkt. Wird dieser jedoch gewonnen, sodass ausschließlich »gute« Nahrungsmittel im Einkaufswagen landen, hat man es zu Hause leichter. Was nicht im Vorratsschrank liegt, kann auch nicht mal eben gegessen werden.

✔ Die »unnötigsten« Kalorien nimmt man oft in Form von Soft-drinks zu sich. Muss das sein, diese Mischung aus Zucker, Che-mie und Wasser? Es würde sich bereits nach ein paar Tagen bezahlt machen, einen Großteil der Softdrinks durch Wasser zu ersetzen. Du wirst dich aktiver und rundum wohler fühlen.

✔ Wer denkt, Obstsäfte wie Apfelsaft und Orangensaft seien viel besser als Cola, Fanta und Sprite, irrt! Ein kleines Glas Apfelsaft hat bereits mehr als 100 Kalorien. Aufgrund seiner Vitamine solltest du selbstverständlich dennoch Apfelsaft vorziehen. Säf-te stark mit Wasser zu verdünnen, wäre eine Alternative und ein Schritt in die richtige Richtung.

✔ Sorge für ausreichend Schlaf. Unter zu wenig Schlaf leidet nicht nur die Stimmung, sondern es gibt tatsächlich einen Zusammenhang zu Übergewicht: In Folge einer zu geringen Schlafdauer kommt es zu steigendem Appetit, vor allem auf kohlenhydratreiche Snacks. Ein Richtwert für die optimale Schlafdauer sind sieben bis neun Stunden täglich.

Dein oberstes Ziel sollte es sein, so viel Muskelmasse zu erhalten wie möglich, während du deinen Körperfettanteil reduzierst. Da während der Fettreduktion ein Kaloriendefizit herrscht und dein Körper geneigt ist, Muskelmasse abzubauen (um Energie zu spa-ren), gilt es, den Eiweiß- und Fettanteil deiner Ernährung in den nächsten Wochen zu erhöhen, um deiner Muskulatur genügend Energie zur Verfügung zu stellen. Der Kohlenhydratanteil sollte reduziert werden und ausschließlich aus komplexen Kohlenhydra-ten bestehen.

Wie beim Muskelaufbau gibt es auch bei der Ernährung mit dem Ziel *Fettreduktion* ein magisches Verhältnis der einzelnen (Makro-) Nährstoffe zueinander:

Der Kohlenhydratanteil sollte 30 % deiner Gesamtenergiebilanz betragen, um dem Körper genügend Energie für den Tag und für das Workout zur Verfügung zu stellen.

Zusätzlich benötigte Energie wird sich dein Körper aus den zuge-führten Fetten nehmen. Und da Fett nicht automatisch fett macht, sondern ganz entscheidend für den Körper ist, sollte der Anteil bei 35 % liegen.

Damit aufgrund des Kaloriendefizits keine Muskelmasse abgebaut wird, solltest du darauf achten, viele hochwertige Eiweiße zu dir zu nehmen – am effektivsten ist ein Anteil von 35 % an deiner Gesamtenergiebilanz.

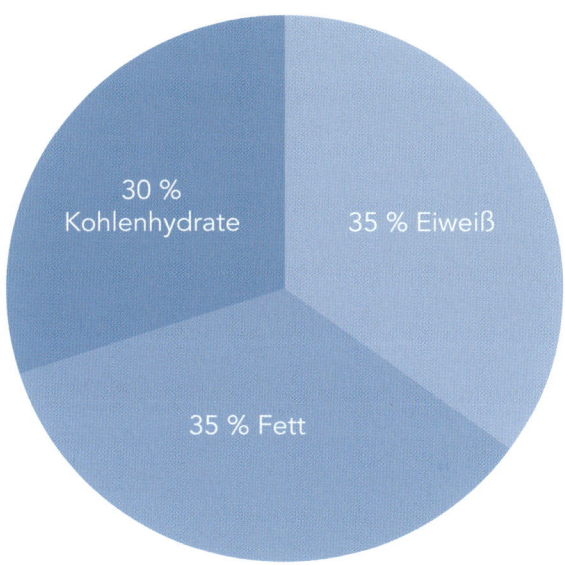

Training

Entscheidend ist die Kombination aus Ausdauer- und Krafttraining. Schließlich ist es dein Ziel, Fett abzubauen und keine Muskelmasse. Außerdem erhöht zusätzliche Muskelmasse deinen Grundumsatz. Du verbrennst also nicht nur beim Sport, sondern Tag und Nacht mehr Kalorien.

Das Training sollte so intensiv wie möglich sein, damit es zum Nachbrenneffekt kommt. Das heißt, dass dein Stoffwechsel auch nach dem Workout noch Energie in Form von Kalorien verbraucht. Für ein maximal intensives Ausdauertraining eignet sich am besten das sogenannte Intervalltraining: Läufst du zum Beispiel auf dem Laufband, solltest du eine Minute sehr intensiv laufen und anschließend dein Tempo für die nächsten zwei Minuten drosseln, bevor du wieder eine Minute mit stark erhöhtem Tempo läufst. Das Intervalltraining sollte optimalerweise 20 bis 25 Minuten dauern.

Gerade für Beginner ist es jedoch empfehlenswert, ein 20–25-minütiges gleichmäßiges Ausdauertraining (kein Intervalltraining) zu wählen, um sich an die hohe Trainingsintensität zu gewöhnen.

Für das Krafttraining gilt dasselbe wie beim Muskelaufbau (siehe S. 162 bis 164): Vermeide ein zu einseitiges Training, integriere Grundübungen, achte auf ausreichend Regenerationszeit und trainiere progressiv.

Wir haben für dich einen Trainingsplan erstellt, der mit so wenig Equipment wie möglich durchgeführt werden kann – also auch zu Hause. Wir empfehlen dir zwei bis drei Trainingstage pro Woche. Die einzelne Trainingseinheit besteht aus jeweils einem Kraftsport- und einem Cardio-Teil. Du findest den Trainingsplan im Anhang des Buches.

Schritt für Schritt zum eigenen Ernährungsplan

Ermittle deinen individuellen Kalorienverbrauch

Davon ausgehend kannst du errechnen, wie viel Gramm eines jeden Makronährstoffs du optimalerweise zu dir nehmen solltest. Dies ist davon abhängig, ob dein Ziel Muskelaufbau oder Fettreduktion ist, da die Makronährstoffverhältnisse beider Ziele unterschiedlich sind.

Beispiel für Muskelaufbau bei einem Gesamtumsatz von 2000 kcal:

Kaloriendefizit/-überschuss

Laut Seite 158 benötigt man einen Kalorienüberschuss von 300–400 Kalorien, um Muskeln aufzubauen. Täglich gilt es nun also, 2300 bis 2400 Kalorien aufzunehmen. (Im Beispiel werden die an Trainingstagen durch das Workout verbrannten Kalorien nicht berücksichtigt.)

Makronährstoffverhältnisse berechnen

Laut Seite 161 sollte das Nährstoffverhältnis für Muskelaufbau wie folgt aussehen: 20 % Eiweiß, 55 % Kohlenhydrate, 25 % Fett.

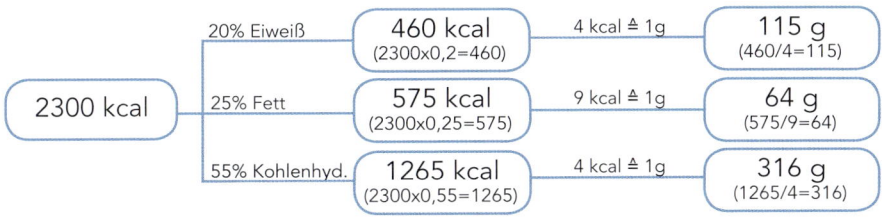

Mahlzeiten zusammenstellen

Stelle dir nun deine Mahlzeiten so zusammen, dass du ungefähr auf die oben errechneten Nährstoffmengen kommst. Kleine Abweichungen sind erlaubt und fast unvermeidlich. Im Anhang findest du umfangreiche Lebensmitteltabellen mit ausgewählten, besonders geeigneten Lebensmitteln samt Nährstoffangaben in Gramm. Nutze sie als deinen Baukasten.

Quick-Tipp:
In deinem persönlichen Bereich auf unserer Website findest du eine Ernährungsplanvorlage, die du direkt am Computer ausfüllen oder ausdrucken kannst.

Das merk' ich mir!

»Selbst-Disziplin ist langfristig der einzige Unterschied zwischen erfolgreichen und nicht-erfolgreichen Menschen.«
(Christian Bischoff)

Motivation, Ziele und Zeit

Ein durchtrainierter Körper, ein paar Pfunde weniger oder die ultimative Bikinifigur – so verschieden Ziele im Bereich Fitness sein können, meist scheitern sie alle an denselben Gründen: fehlende Disziplin, mangelnde Motivation, ein zu großer Schweinehund oder vermeintlich keine Zeit für regelmäßige Workouts.

Einige dieser Punkte sind auf unzureichende oder fehlerhafte Planung zurückzuführen. Hast du jemals Zeitmanagement betrieben und dir deine 1.440 Minuten, die dir täglich zur Verfügung stehen, bewusst eingeteilt?

Wir zeigen dir in diesem Kapitel, wie du mit fehlender Motivation umgehst, wie du dir Ziele setzt und diese mit der in dir schlummernden Zauberkraft erreichst. Außerdem wollen wir dir eine Zeitmanagementtechnik näherbringen, sodass die Ausrede »Ich habe keine Zeit für Sport« bald der Vergangenheit angehört. Die im Folgenden aufgeführten Techniken sind übrigens auf sämtliche Lebensbereiche anwendbar.

Ziele und Motivation beim Fitness

Was ist dein Ziel? Und warum ist es dir so wichtig? Jeder von uns setzt sich regelmäßig Vorsätze: überschüssiges Fett verlieren, mehr Muskeln aufbauen, beim Laufen die persönliche Bestzeit unterbieten, in zwölf Wochen 100 Kilo beim Bankdrücken schaffen, einen durchtrainierten, knackigen Po bekommen oder die Kniebeuge mit noch mehr Gewicht meistern.

Natürlich sind Ziele wichtig. Sie führen heutzutage jedoch auch zu Konflikten mit uns selbst. Eigentlich wollen wir unser Ziel erreichen, kriegen es aber nicht sofort hin und fangen an, an unserer Willenskraft und Disziplin zu zweifeln. Wir versuchen, so viel wie möglich auf einmal zu bewältigen, wollen immer richtige Entscheidungen treffen, möglichst immer der oder die Beste in einem Bereich sein und, wenn's geht, nichts mehr dem Zufall überlassen.

Das größte Problem ist, dass wir nur noch unseren Zielen hinterherrennen. Viele werden blind für das eigentliche Trainingserlebnis und die Kraft, die es uns gibt. Für das Gefühl, wenn Muskeln arbeiten … Für das Gefühl, dass immer noch ein Stückchen mehr geht, auch wenn du schon (fast) schlappmachst … Für das Gefühl, wenn du nach dem Joggen frische, kühle Luft einatmen kannst, die durch deinen ganzen Körper strömt … Kurz: für das Gefühl, sich selbst zu spüren.

Denk also mal über deine Ziele nach. Bestehen sie aus Daten, Zahlen, Fakten? Das reicht nicht aus. Über den entscheidenden Punkt denken die Wenigsten nach: Warum hast du dieses Ziel? Warum willst du mehr Muskeln? Warum willst du abnehmen oder noch mehr Gewicht stemmen können? Was verbindest du mit diesem Ziel? Was ist dir möglich, wenn du dein Ziel erreicht hast? Nur wenn du über dich selbst nachdenkst, gelangst du zum Kern deiner persönlichen Motivation. Gar nicht so leicht.

Dir sollte bewusst sein, wie wichtig die persönliche Einstellung für das Funktionieren des Gesamtsystems ist. Der wichtigste Schritt zu mehr Motivation ist also, herauszufinden, was dein Körper will. Dazu musst du ihm eine Menge anbieten. Also zieh dich an, geh raus und mach's einfach. Lass dich nicht von deinem Umfeld beeinflussen. Mach dein Ding! Finde für dich heraus, welche Art von Training dir am meisten Kraft gibt und wobei du dich am wohlsten fühlst. Achte beim Training mal darauf, was sich besonders gut anfühlt und viel Spaß macht. So findest du deine persönliche Motivation. Diese Art von Motivation ist am intensivsten und wirkt am nachhaltigsten.

Es gibt zum Beispiel viele Menschen, denen Jogging kein Spaß macht. Die »Pflicht-Jogger« laufen nur, um Kalorien zu verbrennen. Aber wenn du nur joggst, um zwei Kilo abzunehmen, wirst du auf Dauer ein Motivationsproblem bekommen. Also warum nicht etwas anderes ausprobieren – etwas, das dir Spaß macht und trotzdem effektiv ist?

Sich Ziele zu setzen ist wichtig, aber du solltest auch überdenken, was hinter deinem Ziel steckt. Natürlich wird es auch so Tage geben, an denen du deinen »inneren Schweinehund« überwinden musst, aber die Grundmotivation wirst du immer vor Augen haben.

Den Schweinehund besiegen

Er ist meisterhaft darin, dich in deinen schwächsten Momenten zu überfallen. Er versteht sein Handwerk als Fortschrittsbremse. Andauernd begleitet er dich und gaukelt dir vor, dass das, was er sagt, das Beste für dich sei.

Du kommst nach acht oder mehr Stunden Schule, Studium oder Arbeit nach Hause, draußen ist es bereits dunkel. Du weißt genau, dass du noch ins Fitnessstudio gehen wolltest. In Gedanken liegst du aber bereits auf dem Sofa, schaltest den Fernseher ein und trinkst dabei etwas Leckeres. Wenn du nicht sofort etwas unternimmst, werden die nächsten zwei Stunden alles andere als produktiv sein, denn genau jetzt hat er wieder zugeschlagen:

der Schweinehund.

Mit ein paar Tricks lässt er sich jedoch zähmen:

✔ *Machtverhältnisse klarstellen*

Sobald dir der Gedanke an Sofa und Fernsehen kommt, sagst du ganz laut: »VERZIEH DICH, SCHWEINEHUND!« Du unterbrichst damit deinen Gedanken und kannst dich auf das Wesentliche konzentrieren: auf dein wahres Ziel. Indem du dir deine Träume bewusst machst, baust du Willensstärke auf.

✔ *Den Schweinehund in die Schranken weisen*

Gigantische, unrealistische Ziele bieten ihm nur eine große Angriffsfläche. Dein Ziel sollte für dich anziehend, motivierend und nur so weit entfernt sein, dass deine Überwindungskraft ausreicht, um es zu erreichen. Dennoch ist wichtig, dass es eine Herausforderung für dich darstellt, denn nur so feierst du auch Erfolgserlebnisse, die den Schweinehund immer kleiner werden lassen. Je öfter du ihn besiegst, desto schwächer und kraftloser wird er.

✔ *Den Schweinehund überlisten*

Gilt es, alltägliche Aufgaben zu bewältigen, wie die Wohnung zu putzen, Wäsche zu waschen oder für die Matheklausur zu lernen, solltest du Folgendes ausprobieren: Schreibe alle anstehenden Erledigungen auf kleine Zettel. Dann schreibst du ein paar Zettel, auf denen angenehme Aktivitäten wie »Restaurant besuchen«, »Mit meiner Freundin ins Kino gehen« oder »Mein Buch weiterlesen« stehen. Alle Zettel kommen zusammen in eine Box, und immer, wenn du Zeit hast, ziehst du einen. Dein Schweinehund wird so nie wissen, was ihn erwartet, und du kannst vor ihm eingreifen und aktiv werden. Nicht lange darüber nachdenken!

Zeitmanagement

Du hast ein klares Ziel vor Augen und deine persönliche Motivation gefunden. Wie man den Schweinehund vertreibt, weißt du ebenfalls. Trotzdem scheinst du schlichtweg keine Zeit für Sport zu haben. Du hast so viel um die Ohren: Schule, Studium oder Job, einen festen Partner, Familie und Freunde. Jeden Tag erwartet dich ein volles Programm, und du weißt gar nicht, wie du noch die Zeit für Sport aufbringen, geschweige denn regelmäßig ins Fitnessstudio gehen sollst. Und damit ist das Thema für dich abgehakt.

Aber Hand aufs Herz: Bist du nicht manchmal ganz dankbar dafür, dass du keine Zeit für regelmäßige Termine im Fitnessstudio hast? Tatsächlich sind diese lediglich eine Frage des Zeitmanagements. Bestes Beispiel dafür ist der Ex-Deutsche-Bahn-Chef und Topmanager Rüdiger Grube, der laut eigenen Angaben jeden Tag zehn Kilometer joggt – und das bei einer Arbeitszeit von teilweise 80 Stunden pro Woche!

Jeder Mensch hat pro Tag 24 Stunden zur Verfügung. Egal ob Topmanager, Mutter von zwei Kindern, Schüler oder Student. Objektiv betrachtet sind wir alle den gleichen Rahmenbedingungen ausgesetzt. Das Gefühl, keine Zeit zu haben, entsteht dann, wenn wir es nicht schaffen, die Dinge zu tun, die uns wichtig sind. Die Lösung: Prioritäten setzen und ein ausgeklügeltes Zeitmanagement.

Mit dem folgenden Drei-Punkte-Plan zeigen wir dir, wie du deine eigene Zeit managen und optimieren kannst.

1. Einen Überblick verschaffen

Zunächst solltest du dir vor Augen führen, wie du deine Zeit verbringst. Die kommenden sieben Tage wirst du genau Buch darüber führen, welche Aktivitäten du wie lange ausübst. Dies bildet die Grundlage für dein persönliches Zeitmanagement.

Male dir eine Tabelle mit sieben Spalten auf ein Blatt Papier – eine für jeden Tag. Jeden Abend lässt du den Tag noch einmal Revue passieren und schreibst auf, was du wie lange an diesem Tag gemacht hast. Notiere die Zeit, die du in der Schule verbracht hast, bei der Arbeit, für häusliche Arbeiten, vor dem Fernseher, mit Kochen, beim netten Gespräch auf dem Nachhauseweg mit dem Nachbarn, im Stau und – nicht zu vergessen – am Handy. Um Letzteres zu kontrollieren, gibt es beispielsweise einige kostenlose Apps.

2. Zeitfresser erkennen und auslöschen

Wir alle verschwenden über den Tag verteilt wertvolle Zeit. Wenn du es schaffst, ein paar gemeine Zeiträuber zu eliminieren, wird es dir leichter fallen, Sport in deinen Tag zu integrieren oder gesund zu kochen.

Zeitfresser Nummer 1 bei Kindern, Jugendlichen und Erwachsenen ist das Smartphone, wie eine Studie der Mobile Impact Academy aus dem Jahr 2013 zeigt. Fast 1,5 Stunden verbringt ein unter 30-Jähriger am Smartphone. Bei unter 18-Jährigen ist die Zahl erschreckend höher. In deinem erstellten Wochenplan solltest du nun alle Zeitfresser wie das Smartphone, unnütze Tätigkeiten, unangemeldete Besucher und weitere farbig markieren. Es wird dich vermutlich überraschen, wie viel wertvolle Zeit du relativ unproduktiven Tätigkeiten widmest.

3. Neu strukturieren

Schon ein paar kleine Veränderungen helfen dir, viele Stunden Zeit pro Woche einzusparen:

✔ Öfter mal Nein sagen: Markiere dir die Dinge in deinem Wochenplan, die du mit einem einfachen Nein hättest vermeiden können, und nutze die gewonnene Erfahrung für die Zukunft.

✔ Die 30-Sekunden-Regel: Sie besagt, dass wir jeden Handgriff, der weniger als 30 Sekunden dauert, sofort ausführen. Dazu gehören Kleinigkeiten, wie zum Beispiel seine Kleidung nach dem Ausziehen gleich ordentlich im Schrank zu verstauen oder Dinge nach dem Gebrauch direkt wieder an ihren Platz zu stellen. Damit vermeidest du längere, regelmäßig notwendige Aufräumaktionen.

✔ Das Direktprinzip: Ähnlich wie die 30-Sekunden-Regel wird hiermit die chronische »Aufschieberitis« bekämpft. Unabhängig von ihrer Dringlichkeit erledigst du Aufgaben, die weniger als vier Minuten dauern, sofort. Vorteil hierbei ist, dass du nicht permanent das Gefühl hast, es warte noch ein Haufen unerledigter Aufgaben auf dich. Dadurch wird man mit wirklich wichtigen Aufgaben viel leichter fertig.

✔ Notwendige Pausen sinnvoll nutzen: Achtet man neben regelmäßigem Training auch auf eine entsprechende Ernährung, kann das schon ziemlich viel Zeit in Anspruch nehmen. Vor dem Training ist es ratsam, ausreichend zu essen, um genug Kraft zu haben. 90 Minuten sollten jedoch zwischen der letzten Mahlzeit und dem Training liegen! Diese »erzwungene Pause« kannst du optimal für kleinere Aufgaben und die Fahrt ins Fitnessstudio nutzen.

✔ Weniger Fernsehen: Der deutsche Durchschnittsbürger verbringt pro Tag circa drei Stunden vor dem Fernseher. Wenn du diese Zeit nur um eine Stunde reduzierst, gewinnst du genug Zeit für eine Trainingseinheit. Deine Lieblingsserie kannst du schließlich auch aufnehmen oder später im Internet schauen, möglicherweise sogar auf dem Laufband im Fitnessstudio.

✔ Den richtigen Schlafrhythmus finden: Ein vernünftiger Schlafrhythmus ist der wohl mächtigste Zeit-Booster! Das Beste daran: Der Schlafrhythmus ist reine Trainingssache. Wie die in der Fachzeitschrift Sleep veröffentlichte Studie »Health 2000« zeigt, beträgt die ideale Schlafdauer 7,6 Stunden bei einer Frau und 7,8 Stunden bei einem Mann. Nimm dir also vor, möglichst jeden Tag zur selben Zeit ins Bett zu gehen, und stell dir deinen Wecker jeden Morgen auf dieselbe Zeit. Nach ein paar Tagen hat sich dein Körper daran gewöhnt, sodass du ganz ohne Wecker fast immer zur gleichen Zeit aufwachst. Teste individuell, ob du eher sieben oder acht Stunden Schlaf benötigst. Besonders Wochenend-Langschläfer profitieren davon, zumal zu viel Schlaf sowieso eine gegenteilige Wirkung hat und müde und schlapp macht. In der Regel gewinnst du dadurch fünf bis zehn Stunden pro Woche – genug Zeit, die du in deinen Körper investieren kannst.

✔ Das Workout dem Zeitplan anpassen: Ein ausgiebiger zweistündiger Trainingsplan schreckt viele schon ab, bevor sie überhaupt damit begonnen haben. Die Alternative ist ein schnelles, kompaktes und intensives Workout.

Entdecke deine Zauberkraft

Unabhängig davon, welches Ziel du verfolgst, solltest du verstehen, was der wichtigste Erfolgsfaktor für das Erreichen deines Ziels ist. Er hat immense Auswirkungen auf deinen Erfolg, wenn du abnehmen, Muskeln aufbauen, mit dem Rauchen aufhören, deine Finanzen verbessern oder deine berufliche Situation verändern willst.

Ein kleines Beispiel: Stell dir einmal vor, eine Person nimmt sich vor, zehn Kilogramm abzunehmen. Sie klatscht in die Hände, begibt sich am Abend auf die Waage und ist auf einmal zehn Kilogramm leichter. Du glaubst, das ist auf natürlichem Wege nicht möglich? Stimmt.

Dann muss Magie im Spiel sein! Jeder einzelne von uns besitzt diese magische Fähigkeit, doch die wenigsten wissen sie gekonnt einzusetzen. Wir möchten dir im Folgenden vermitteln, wieso sich die meisten Leute Dinge vornehmen und diese auch anpacken, aber dann doch nicht bis zum Ende bringen. Nach diesem Kapitel sollst du wissen, wie *du* es richtig machst: wie du deine Zauberkraft aufbaust und richtig einsetzt.

Die Rede ist von Willenskraft bzw. Disziplin. Mehr Disziplin sorgt für ein leichteres und besseres Leben. Fehlt sie, ist dies einer der beiden Punkte, die für das Scheitern eines Vorhabens verantwortlich sind. Wenn du dir ein konkretes Ziel setzt und genügend Energie und vor allem Willenskraft aufbringst, wirst du es auch erreichen – sei es im privaten oder beruflichen Alltag. Also, lade deine Willenskraft auf!

Natürlich benutzen wir hier das Wort »Zauberkraft« metaphorisch. Das ist aber kein Grund, enttäuscht zu sein, ganz im Gegenteil: Die von uns als Zauberkraft bezeichnete Willenskraft schlummert in dir, und zwar in dem Teil deines Gehirns, den man als präfrontalen Cortex bezeichnet. Diese Kraft lässt sich trainieren! Eine starke Willenskraft bzw. Disziplin macht glücklich, vereinfacht das Leben und schafft Klarheit.

Viele Menschen glauben, dass sie nicht der Typ für enorme Disziplin sind. Wenn du zum Beispiel ein absoluter Langschläfer bist, hast du vielleicht Respekt vor Menschen, die jeden Tag und auch am Wochenende um Punkt sechs Uhr aufstehen. Du musst dir eventuell eingestehen, dass du so viel Disziplin nicht aufbringen könntest. Aber das ist eine faule Ausrede. Jemand, der aus seiner Einzimmerwohnung ausziehen möchte und vorhat, ein riesengroßes Haus zu kaufen, hat dafür vielleicht nicht genügend Kapital. Fehlendes Kapital ist in diesem Fall eine gerechtfertigte »Ausrede«. Aber fehlende Disziplin für etwas verantwortlich zu machen, ist und bleibt eine faule Ausrede. Jeder von uns hat sie und kann sie aufbauen – auch du.

An dieser Stelle sei gesagt, dass wir dir im Folgenden nicht nur irgendwelche oberflächlichen Tipps geben wollen, da du wahrscheinlich schon weißt, was zu tun ist und wo du ansetzen musst. Wir wollen dir ein tiefgründiges Verständnis darüber vermitteln, wie man gezielt Disziplin aufbaut. Und dafür muss man verstehen, wie Disziplin eigentlich funktioniert.

Die Basis und damit die erste Stufe der Disziplin bildet die »Akzeptanz«.

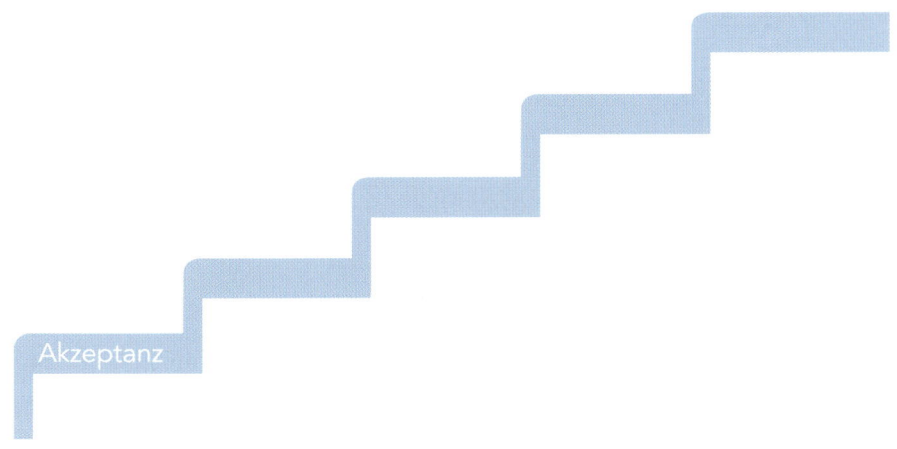

Akzeptanz

Akzeptiere, wo du stehst. Dazu ein kleines Beispiel: Stell dir vor, du trainierst seit vielen Jahren im Fitnessstudio und bist in der Lage, Kniebeugen mit einem Zusatzgewicht von 80 Kilogramm zu bewältigen. Eines Tages gehst du wie gewohnt ins Fitnessstudio, bereitest dich auf deine Kniebeugen vor, kannst dich aber aufgrund von Gedächtnisschwund nicht daran erinnern, wie hoch dein Trainingsgewicht war. Du schaust dich im Raum um und siehst eine andere Person, die ihre Kniebeugen mit einem Gewicht von 100 Kilogramm ausführt. Also versuchst du es mal mit 100 Kilogramm und musst feststellen, dass du nicht in der Lage bist, dieses Gewicht zu bewegen und somit einen Muskelreiz zu setzen. Der gewünschte Effekt (Muskelwachstum) wird nicht eintreten. Du probierst es nun stattdessen mit 40 Kilogramm und stellst fest, dass das Trainingsgewicht viel zu gering ist, um einen Muskelreiz zu setzen. Der gewünschte Effekt tritt wieder nicht ein.

Merke: Nimm dir nicht zu viel und auch nicht zu wenig vor. Du musst deine Situation richtig einschätzen und darfst dich nicht mit anderen vergleichen. Wenn es darum geht, Disziplin aufzubauen, bist *du* dein einziger Gegner. Akzeptiere im allerersten Schritt den Punkt, an dem du stehst – sieh die Wahrheit!

Wer sich selbst einzuschätzen weiß, rückt seinem Ziel ein großes Stückchen näher, wie das folgende Beispiel verdeutlicht: Herr Rauchkopf ist schon viele Jahre lang Raucher. Eine Schachtel pro Tag ist die Regel. Als guter Freund von Herrn Rauchkopf beschließt du, ihm zu helfen, mit dem Rauchen aufzuhören. Euch beiden ist klar: Von heute auf morgen kann das nichts werden. Stattdessen fragst du Herrn Rauchkopf, ob er nicht vier Wochen lang in der Lage sei, nur eine einzige Zigarette am Tag in der Schachtel zu belassen, also bloß 19 statt 20 Zigaretten zu rauchen. Rauchkopf ist sofort einverstanden, da er genau weiß, dass es ihn so gut wie keine Willenskraft kostet, eine einzige Zigarette übrig zu lassen. Nach den vier Wochen bittest du Rauchkopf, eine weitere Zigarette übrig zu lassen, also nur noch 18 statt 19 Zigaretten zu rauchen. Wieder denkt er gar nicht groß drüber nach, da er dafür nicht viel Willenskraft aufbringen muss. Nach weiteren vier Wochen lässt er noch eine weitere übrig – und so weiter und so fort. Alle vier Wochen raucht er eine Zigarette weniger am Tag.

Nach etwas mehr als anderthalb Jahren wird Herr Rauchkopf das Rauchen in unserem hypothetischen Beispiel aufgegeben haben. Für den ein oder anderen mag das ein realistischer Ansatz sein, der nahezu keine Willenskraft kostet, eine jahrelang aufgebaute Angewohnheit loszuwerden. Die meisten Raucher würden von sich behaupten, auf eine einzige Zigarette am Tag verzichten zu können. Sie schätzen die Situation goldrichtig ein und akzeptieren damit die Dinge, wie sie sind.

Sei dir im Klaren darüber, wie entscheidend es ist, die eigene Situation und sich selbst richtig einzuschätzen und zu akzeptieren, wo du stehst. Und wenn du einmal scheitern solltest, gib niemals dir selbst oder anderen Leuten die Schuld dafür. Verstehe einfach, dass du die Situation falsch eingeschätzt und dich selbst überschätzt hast. Sich selbst immer wieder die Schuld zu geben, kann fatale Folgen für die eigene Persönlichkeit haben. Akzeptiere ein Scheitern und betrachte die Situation das nächste Mal realistischer.

Die zweite Stufe der Disziplin bildet die Willenskraft. Damit ist gemeint, bestimmte Dinge zu tun, obwohl man keine Lust darauf hat. Man stellt sie sich am besten wie einen Tank vor, der jeden Morgen ein wenig Benzin (= Willenskraft) enthält.

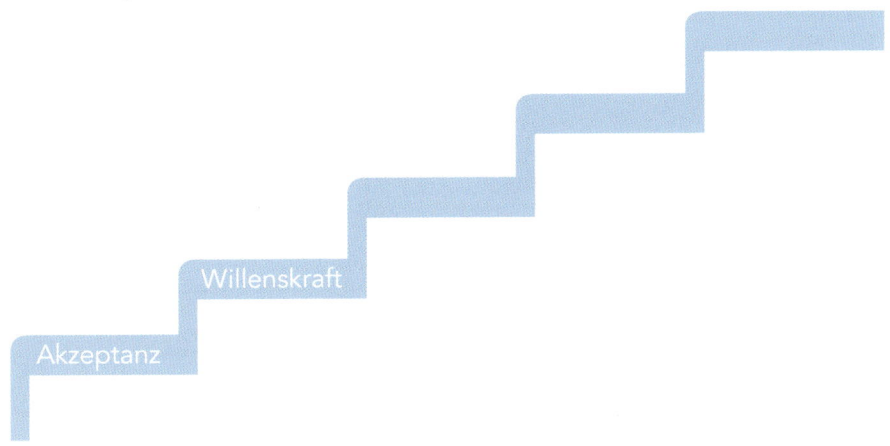

Willenskraft

Akzeptanz

Lass uns einen Blick darauf werfen, was Gewohnheiten mit Disziplin zu tun haben und wie die beiden Faktoren zusammenhängen. Doch vorweg eine kleine Analogie zur Raumfahrt: Im Buch *The 7 Habits of Highly Effective People* vergleicht Stephen R. Covey die Entstehung von Gewohnheiten mit einem Raketenstart. Vielleicht hast du in diesem Moment ein Bild einer startenden Rakete vor Augen. Eine gewaltige Menge Qualm entweicht aus dem Triebwerk, es ist laut, und eine unvorstellbare Menge Energie wird freigesetzt. Allein in den ersten fünf Minuten verbraucht eine Rakete bis zu 90 % ihres Treibstoffs. Nach dem Erreichen des Orbits und Ausklinken der Treibstofftanks scheint der übrig gebliebene Teil der Rakete geradezu mühelos durch das All zu schweben. Um ihn zu steuern, ist – verglichen mit dem Start – nur noch ein Bruchteil an Treibstoff nötig. Genau so ist es mit Gewohnheiten! So wie die Rakete sehr viel Treibstoff für den Start benötigt, muss man in der Regel sehr viel Willenskraft aufwenden, bis etwas zur Gewohnheit wird. Aber ist es einmal geschafft, fällt einem die Tätigkeit nicht mehr schwer. Sie ist Gewohnheit geworden und benötigt kaum noch Willenskraft.

Das Ganze wird besonders deutlich, wenn man sich selbst dazu erziehen möchte, jeden Tag um sechs Uhr aufzustehen, um die tägliche Produktivität zu steigern – und das als Langschläfer! Zunächst ist man überwältigt von der Euphorie und steht ohne Probleme die ersten vier Tage pünktlich um sechs Uhr auf. Doch das Wochenende rückt näher, und mit jedem Tag wird es schwerer und unangenehmer, sich an den Rhythmus zu halten. Die anfängliche Euphorie ist verflogen, man braucht immer mehr Willenskraft. Aber jetzt zur guten Nachricht: Nach zwei bis drei Wochen hast du den Höhepunkt der »Schmerzhaftigkeit« erreicht. Von nun an wirst du mit jedem weiteren Tag weniger Willenskraft benötigen, und es wird dir immer leichter fallen, täglich um sechs Uhr aufzustehen. Nach circa 30 Tagen ist daraus eine feste Gewohnheit geworden, abgespeichert in den Basalganglien deines Gehirns.

Du kannst deine Willenskraft nicht gewaltsam dazu einsetzen, etwas schnellstmöglich zu erreichen. Denn wenn du weißt, dass du circa 30 Tage brauchst, um eine Gewohnheit im Gehirn abzuspeichern, musst du die dir zur Verfügung stehende Willenskraft geschickt und effizient einsetzen. Du musst von vornherein einkalkulieren, dass deine Willenskraft verbraucht wird und zur Neige geht. Sie zu »verpulvern« gilt es unter allen Umständen zu vermeiden.

Fragst du dich gerade, wie man seine zur Verfügung stehende Willenskraft geschickt einsetzt? Ganz einfach: Nutze sie dafür, um dein Umfeld so zu formen, dass deine Erfolgschancen steigen.

Dazu ein Beispiel: Angenommen, Erika Mustermann will unbedingt abnehmen. Wie nutzt sie jetzt ihre Willenskraft geschickt?

Schritt 1: Sie entfernt und entsorgt alle Süßigkeiten, die bei ihr auf dem Schreibtisch, in der Küche und sonst wo herumliegen. Selbst ihre geliebten Sahne-Toffees. Das kostet ordentlich Willenskraft.

Schritt 2: Sie will regelmäßige Treffen mit Gleichgesinnten besuchen. Das bedarf einer 15-minütigen Fahrt ins nächste Dorf, und das abends um 20:15 Uhr, wo sie doch am liebsten Fernsehen schaut.

Schritt 3: Sie surft im Internet und besorgt sich einen geeigneten Ernährungsplan. Die nächsten zehn Wochen heißt es dann »Essen, was auf dem Plan steht«.

Schritt 4: Erika meldet sich in einem Fitnessstudio an und bucht drei feste Trainingstage pro Woche.

Das alles kostet sehr viel Willenskraft. So viel, dass der Willenskraft-Akku schließlich nahezu leer ist. Erika hat aber alles richtig gemacht. Sie hat ihre Willenskraft geschickt investiert, indem sie ihr Umfeld geformt und damit beste Voraussetzungen für das Erreichen ihres Ziels geschaffen hat.

Das zu formende Umfeld besteht aus zwei Punkten: dem Umfeld an sich und den Menschen. Ersteres meint dein privates Zuhause und dein Arbeitsleben, das es entsprechend deines Ziels auszurichten gilt. Die Menschen deines Umfelds können Freunde, die Familie oder Arbeitskollegen sein. Stellen sie irgendwelche Probleme für das Erreichen deines Ziels dar? Musst du mit ihnen über etwas reden oder sie über etwas informieren? Vielleicht befindet sich in deinem Umfeld ja sogar eine Person, die das gleiche Ziel verfolgt oder verfolgen möchte wie du. Tut euch zusammen und unterstützt euch gegenseitig, zum Beispiel als Trainingspartner.

Merke: Willenskraft ist sehr begrenzt! Sie ist die wichtigste Energie, die dir zur Verfügung steht. Setze sie daher mit Bedacht ein, um über den »Schmerzhöhepunkt« hinauszukommen, der nach circa drei Wochen erreicht ist. Richte mit ihr dein Umfeld so aus, dass du bestmögliche Erfolgsvoraussetzungen für die nächsten drei Wochen schaffst. Und denke daran: Dein Ziel ist es, eine Gewohnheit aufzubauen und im Gehirn abzulegen, was in etwa 30 Tage dauert.

»Gut Ding will Weile haben«, lautet ein bekanntes Sprichwort. Doch neben dem Zeitfaktor ist noch ein ganz anderer Faktor entscheidend für deinen Erfolg. Er bildet die dritte Stufe der Disziplin und heißt »harte Arbeit«.

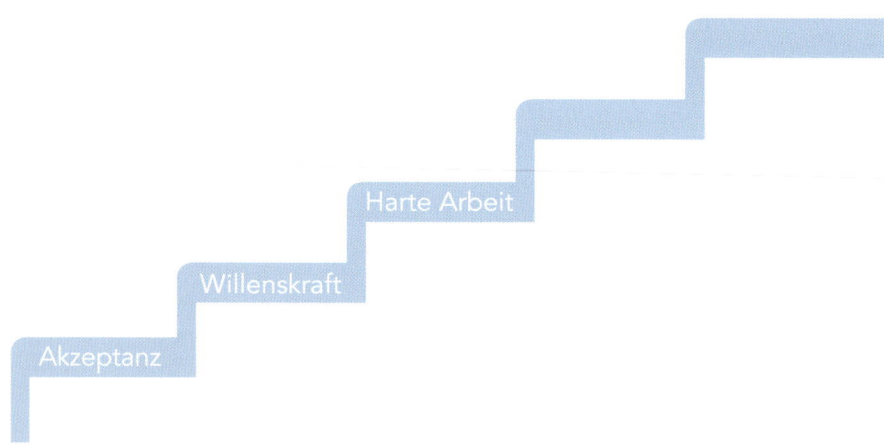

Zugegebenermaßen löst der Ausdruck »harte Arbeit« bei den meisten Menschen keine Euphorie aus. Aber sei dir im Klaren darüber, dass du einen gewaltigen Vorteil gegenüber anderen hast, wenn du dich von der Masse abhebst und hart für dein Ziel arbeitest. Wir verraten wohl kein Geheimnis, wenn wir dir sagen, dass die meisten Menschen schlichtweg nicht genug Energie aufbringen und nicht aus ihrer Komfortzone herauskommen (wollen), um ein bestimmtes Ziel zu erreichen. Wenn du jedoch bereit bist, für dein Ziel hart zu arbeiten und dir im Klaren darüber bist, dass es lange dauern kann, bis du es erreichst, hast du schon so gut wie gewonnen und wirst es schaffen.

Die vierte Stufe der Disziplin lautet »Erfolg«.

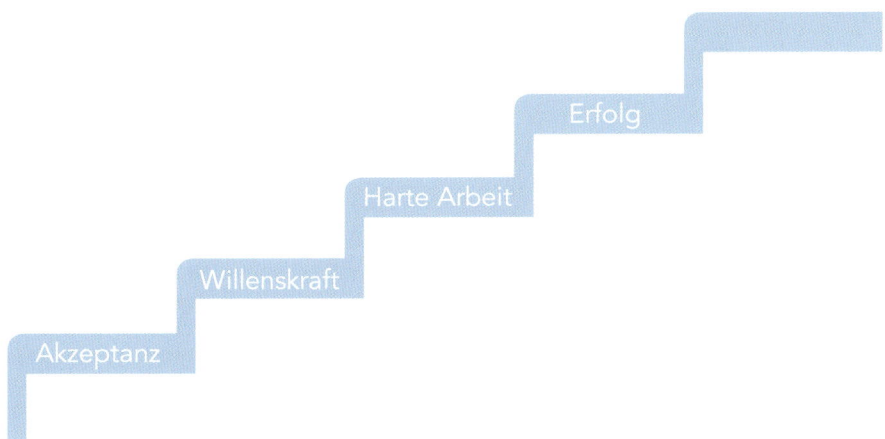

Erfolg zu haben ist außerordentlich wichtig. Erfolg bedeutet Belohnung. Belohnungen wiederum festigen und beschleunigen das Entstehen von Gewohnheiten, indem sie einen sogenannten Feedback-Loop kreieren. Das bedeutet, sie haben direkten Einfluss auf die erste Stufe – auf deine Akzeptanz. Du bist sozusagen einen Level aufgestiegen und kannst deine »Gewichte erhöhen«. Ein Erfolg ist deine persönliche Urkunde für eine erfolgreich gemeisterte Leistung. Je mehr »Urkunden« du gesammelt hast, desto besser kannst du bevorstehende Situationen einschätzen, wodurch deine Erfolgswahrscheinlichkeit maßgeblich ansteigt.

Da Erfolge so immens wichtig sind, empfehlen wir dir, kleinere

Etappenziele zu setzen, bis du schlussendlich dein »großes« Ziel erreicht hast. Setze dir stets Ziele, die dich aus deiner Komfortzone heraustreten lassen, für die du also Willenskraft und harte Arbeit aufbringen musst. Utopisch große Ziele sollten es allerdings nicht sein. Bedenke die Analogie zum Muskelwachstum: Zu wenig Gewicht führt nicht zum gewünschten Muskelreiz, zu viel Gewicht ebenso wenig, da du es nicht bewegen kannst. Viele kleinere Etappenziele schaffen also immer wieder Erfolge, die dann Belohnungen nach sich ziehen und dabei helfen, Gewohnheiten entstehen zu lassen. Steigere dich nach und nach und nähere dich so deinem »ganz großen« Ziel!

Kommen wir schlussendlich zur fünften und letzten Stufe, der »Vision«.

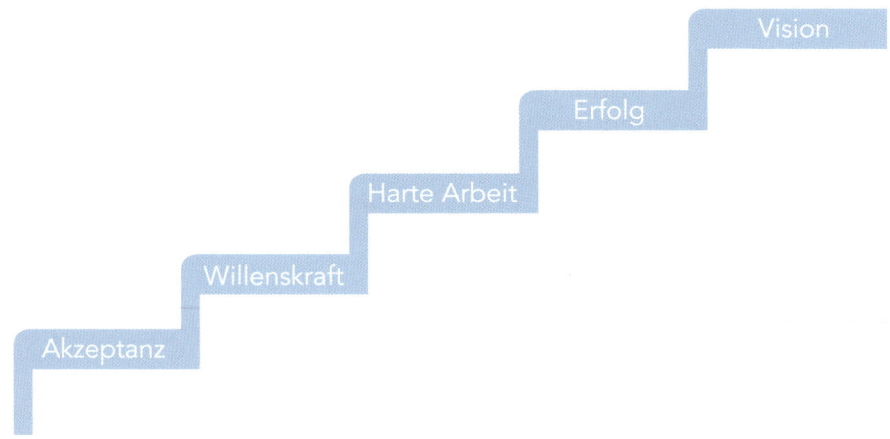

Die Vision ist das Warum du etwas machst. Du kannst sie als den »Turbo« für das Erreichen deines Ziels betrachten. Gleichzeitig ist die Vision neben der Akzeptanz der zweithäufigste Grund für das Scheitern eines Vorhabens, denn die meisten Menschen haben schlichtweg keine Vision.

Lass uns an dieser Stelle kurz den Unterschied zwischen einem »Ziel haben« und einer »Vision haben« klären, am besten an einem Beispiel: Person A hat das Ziel, später einmal in einem großen Haus in einer ruhigen Wohnlage zu wohnen. Person B hingegen wünscht sich ein großes, modernes Haus mit bodentiefen Fenstern, einer weiß verputzten Fassade und einem Flachdach. Im Garten findet man perfekt gemähtes Gras, gepflegte Beete und sogar einen Whirlpool, der an den hölzernen Boden der Terrasse angrenzt. Die Inneneinrichtung des Hauses ist im Bauhausstil gehalten, und da Person B ein Technikfreak ist, ist natürlich alles mit dem Smartphone vernetzt.

Wahrscheinlich ist dir der Unterschied schon klargeworden. Entscheidend für deinen Erfolg ist es, eine konkrete, bildliche Vorstellung davon zu haben, wo dein Weg hinführen soll. Unser Gehirn denkt in Bildern, nicht in Zahlen, Daten, Fakten.

Du willst abnehmen oder einen muskulösen Körper bekommen? Dann male dir ganz genau aus, wie du aussehen könntest. Wenn es dir hilft, klebe ein Foto deines Kopfes auf den Körper deines Idols. Du musst vor deinem geistigen Auge dein zukünftiges Ich sehen und nachvollziehen, wie dieses sein Ziel erreicht hat. Setze dein Ziel entsprechend, schätze die Wahrheit richtig ein und kreiere Etappenziele auf dem Weg dorthin.

Um die Stufen der Disziplin noch einmal zusammenzufassen: Akzeptiere zunächst, wo du stehst. Schätze die Situation und vor allem dich selbst richtig ein. Ein Ziel nicht zu erreichen, bedeutet lediglich, dass du dich oder die Situation falsch eingeschätzt hast. Nutze deine Willenskraft geschickt und effizient. Forme mit ihr deine Umwelt, um optimale Voraussetzungen für das Erreichen deines Ziels zu schaffen, sodass sich deine Erfolgschancen erhöhen. Denke immer daran, dass Willenskraft die wichtigste und kostbarste Energie ist, die dir zur Verfügung steht. Danach heißt es: harte Arbeit. Du musst »ranklotzen«, um Erfolge zu kreieren. Diese führen dazu, dass du Gewohnheiten im Gehirn ablegst und ein Feedback-Loop aktiviert wird. Das bedeutet, dass du dir immer mehr Disziplin antrainierst und deine Ziele im Lauf der Zeit größer werden können.

Zu guter Letzt: Du musst verstehen, dass dir dieses Wissen allein rein gar nichts bringt, wenn du es nicht umsetzt. Also – fang noch heute damit an!

Das merk' ich mir!

»Man darf die Mehrheit nicht mit der Wahrheit verwechseln.«
(Jean Cocteau)

 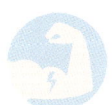 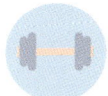    

Mythen

Workout und Muskelkater

»Vor dem Workout sollte ich dehnen, um das Verletzungsrisiko zu senken.«

Falsch. Es gibt zahlreiche Studien, die belegen, dass Dehnen vor dem Workout das Verletzungsrisiko sogar erhöhen kann: Durch die Dehnung werden Sehnen und Bänder elastischer und verlieren ihre Spannung, was dazu führen kann, dass die Koordination und Arbeitsfähigkeit der Muskulatur negativ beeinflusst wird.

»Wenn Frauen Kraftsport betreiben, werden sie in Windeseile so aussehen wie männliche Bodybuilder.«

Falsch. Verantwortlich für massiven Muskelaufbau ist das männliche Hormon Testosteron. Der Testosteronwert einer Frau (18 Jahre) liegt bei 20 bis 75 ng/dL; der eines Mannes bei 300 bis 1000 ng/dL. So kommt eine Frau mit einem erhöhten Testosteronwert (z. B. 100 ng/dL) gerade einmal auf ein Drittel dessen, was ein testosteronarmer Mann aufbringt. Sofern keine chemischen Präparate/Hilfsmittel eingesetzt werden, ist eine Frau nicht in der Lage, so viel Muskelmasse aufzubauen wie ein Mann mit durchschnittlichem Testosteronwert. Frauen sollten also gleichermaßen Krafttraining betreiben, um ihre Gesundheit zu erhalten und ihren Körper sowohl zu straffen als auch zu formen.

»Wenn du viele Muskeln aufbauen und stark werden willst, wirkt sich zeitnah ausgeübtes Cardio-Training negativ aus.«

Richtig. Ausdauertraining unmittelbar vor dem Workout beeinflusst den Kraft- und Muskelzuwachs negativ. Jedoch gilt dabei natürlich, dass die Dosis das Gift macht. Wer regelmäßig intensiven Kraftsport betreibt und zusätzlich an denselben Tagen mehr als 30 Minuten seine Ausdauer trainiert, wird damit den Kraft- und Muskelzuwachs in der doppelt beanspruchten Muskulatur (z. B. die Beine, bei Lauftraining und Radfahren) verringern. Verschiebe das eigentliche Cardio-Training auf kraftsportfreie Tage oder reduziere es auf maximal 30 Minuten nach dem Training.

»Zusätzliche Gewichte beim Cardio-Training erhöhen den Kalorienverbrauch.«

Richtig. Die Belastung steigt an und dadurch selbstverständlich auch der Kalorienverbrauch. Aber auch das Verletzungsrisiko erhöht sich. Ein falsch oder überheblich ausgeführtes Training mit Gewichten kann sich auf Dauer negativ auf die Gelenke auswirken und erhöht die Verletzungsgefahr, weil man zum Beispiel schneller umknicken kann. Deshalb empfehlen wir Zusatzgewicht ausschließlich versierten Sportlern.

»Kniebeugen machen die Knie kaputt.«

Richtig, wenn sie falsch ausgeführt werden. Falsch, wenn du auf die richtige Ausführung achtest und ein auf dich abgestimmtes Gewicht stemmst. Bei Grundübungen wie Kniebeugen ist die tadellose Ausführung das A und O für den gewünschten Trainingseffekt und deine Gesundheit. Außerdem macht es einen Unterschied, ob Kniebeugen geführt am Gerät oder frei verrichtet werden. Sollte dir die Übung noch nicht »in Fleisch und Blut« übergegangen sein, empfehlen wir dir aus Sicherheitsgründen zunächst die Durchführung am Gerät.

»Um Yoga zu machen, muss ich besonders beweglich sein.«

Falsch. Denn erst durch das Praktizieren von Dehnübungen, wie sie zum Beispiel im Yoga durchgeführt werden, erlangst du Beweglichkeit. Einem Yoga-Neuling ist es am Anfang meist nicht möglich, alle anspruchsvollen Positionen einzunehmen, doch Übung macht den Meister. Außerdem lässt sich so gut wie jede Übung mit ein paar präzisen Handgriffen vereinfachen, sodass auch absolute Grünschnäbel ihr Bestes geben können, ohne sich zu überlasten.

»Morgens und abends 250 Sit-ups – und ein sichtbares Sixpack ist nur noch eine Frage der Zeit.«

Falsch. Muskeln wachsen nicht während des Trainings, sondern in der Regenerationsphase. Das Training setzt nur den Reiz; signalisiert dem Muskel also, dass er wachsen soll. Natürlich kräftigen Sit-ups deine Bauchmuskulatur, aber ein Sixpack entsteht größtenteils »in der Küche«, da für ein definiertes Sixpack der Körperfettanteil nicht zu hoch sein darf. Wenn deine Bauchmuskulatur von einer Fettschicht bedeckt ist, kannst du noch so hart trainieren – das Sixpack bleibt darunter versteckt. Um deinen Körperfettanteil (KFA) zu senken, ist ein tägliches, dem Stoffwechsel angemessenes Kaloriendefizit ausschlaggebend. Zusätzliche Cardio-Einheiten erhöhen durch den Energieverbrauch ebenfalls dein tägliches Kaloriendefizit und unterstützen dich so bei der Fettreduktion.

»Der Pre-Workout-Energieriegel lässt mich besonders intensiv trainieren.«

Falsch. Der darin enthaltene Einfachzucker erhöht kurzzeitig den Blutzuckerspiegel, wodurch es zu einem starken, aber flüchtigen

Energieschub kommt. Nach kurzer Zeit sinkt dein Blutzuckerspiegel wieder ab, und du gerätst möglicherweise in eine Art energetisches Loch. Deine Leistungsfähigkeit nimmt rapide ab. Experten sprechen vom sogenannten Hungerast. Unsere Empfehlung: Anderthalb bis zwei Stunden vor dem Training solltest du reichlich langkettige Kohlenhydrate zu dir nehmen, die dir längerfristig genug Power geben, um bis zum Schluss deines Workouts alles geben zu können.

»An Maschinen zu trainieren ist sicherer als das Training mit freien Gewichten.«

Jein. Eine Maschine mag für Fitnessneulinge anfangs eine gute Unterstützung sein, um Bewegungsabläufe zu verinnerlichen und Sicherheit zu erlangen. Leider wird beim Training an Geräten die sekundäre Hilfsmuskulatur größtenteils vernachlässigt, wodurch gerade bei schweren Gewichten das Verletzungsrisiko steigen kann. Trainiert man mit freien Gewichten, wird durch das ständige Ausbalancieren der Hantel(n) auch die Hilfsmuskulatur beansprucht. Sofern du auf eine saubere Ausführung achtest und mit moderatem Gewicht beginnst, kommt es beim freien Training im Durchschnitt nicht häufiger zu Sportverletzungen als während des Trainings an Maschinen.

»Aufwärmen vor dem Workout ist nicht immer nötig.«

Falsch. Zum einen wird durch das Aufwärmen die Muskulatur auf die Belastung vorbereitet, zum anderen bringt man die Muskelfasern bereits vor dem Workout auf »Betriebstemperatur«, wodurch die Durchblutung und die Sauerstoffaufnahme verbessert wird. Davon profitiert die maximale Kraft, die aufgebracht werden kann. Ist es draußen sehr warm und du warst bereits den ganzen Tag sehr aktiv, kann möglicherweise auf das Aufwärmen in Form von Cardio-Training verzichtet werden. Ein Aufwärmsatz sollte dennoch durchgeführt werden.

»Cool-down ist Zeitverschwendung.«

Falsch. Die Cool-down-Phase ist grundsätzlich genauso wichtig wie das Aufwärmen. Du solltest deinem Körper unbedingt die Chance geben, langsam zur Ruhe zu kommen und seine Temperatur anzupassen, sodass sowohl die Stoffwechselprozesse als auch die Atmung Zeit haben, sich wieder zu normalisieren. Nimmt man sich keine Zeit für das Cool-down, kann dies unter anderem zu Herz-Kreislauf-Problemen führen.

»Wer nicht mindestens 30 Minuten trainiert, kann es gleich ganz bleiben lassen.«

Falsch. Ein Workout, sei es noch so kurz, ist um Längen besser als gar kein Workout. Viel entscheidender als die Zeit ist die Intensität einer Trainingseinheit. Mit einem 20-minütigen Workout kannst du Erfolge erzielen, wenn die Kontinuität stimmt.

»Ohne Schweiß keinen Preis.«

Falsch. Der Prozess des Schwitzens ist die Klimaanlage des Menschen. Körperliche Aktivität heizt den Körper auf. Folglich fängt er an zu schwitzen, um einen Temperaturausgleich zu schaffen und wieder abzukühlen. Täglich verdunstet mindestens ein halber Liter Flüssigkeit auf unserer Haut. Wie viel man schwitzt, ist von Körper zu Körper unterschiedlich. Selbst zwei Menschen mit genau derselben Körpermasse können unterschiedlich viel schwitzen. »Fittere« Menschen schwitzen übrigens meist schneller und mehr als Sportneulinge. Sie sind hohe körperliche Anstrengung gewohnt, wodurch ihr Körper schneller und sensibler auf die Temperaturerhöhung reagiert.

»Nur wer bis zur Schmerzgrenze trainiert, wird Muskelaufbau erzielen können.«

Jein. Es gilt unbedingt zwischen echten Schmerzen und Unbehagen zu unterscheiden. Ein oder zwei Tage erträglicher Muskelkater nach dem Training sind in Ordnung, aber stark schmerzende Muskeln während oder nach dem Training nicht! Möglicherweise führst du die Übungen falsch aus, oder hinter dem Schmerz steckt eine Überbelastung.

»Wenn ich jeden Tag trainiere, komme ich schneller an mein Ziel.«

Falsch. Muskeln wachsen in der Ruhephase. Während des Trainings wird lediglich der Reiz gesetzt, der dem Muskel signalisiert, dass er sich anpassen und kräftiger werden muss. In der anschließenden Regenerationsphase repariert sich der durch das Training beschädigte Muskel. Mit jeder neuen Regenerationseinheit wird dieser etwas kräftiger. Die nächste Trainingseinheit kann somit auf einem höheren Leistungsniveau absolviert werden. Sind die Regenerationspausen zu kurz oder zu lang, stagnieren die Trainingserfolge; bei »Übertraining« können sie sogar abfallen. Beim Kraftsport benötigen beanspruchte Muskeln durchschnittlich mindestens 48 Stunden zur Regeneration. Beim Ausdauersport ist ein Pausieren von etwa 24 bis 36 Stunden üblich. In dieser Zeit können natürlich andere Muskelgruppen trainiert werden, die länger nicht beansprucht wurden.

»Muskeln werden zu Fett, wenn man mit dem Trainieren aufhört.«

Falsch. Die Umwandlung von Muskeln in Fett ist physiologisch unmöglich. Hört man auf, regelmäßig zu trainieren, kommt es nicht mehr zu Wachstumsreizen. Muskulatur, die nicht mehr gebraucht wird, bildet sich ganz nach dem Prinzip »Use it or loose it« zurück, da der Körper sie als »Energieverschwender« einstuft. Demzufolge verringert sich auch der Kalorienbedarf, denn größere Muskeln, die zuvor regelmäßig Energie verbraucht haben, werden nun abgebaut. Der oben genannte Mythos hält sich deshalb so wacker, weil Muskelabbau oft mit Fettzunahme einhergeht – aus einem einfachen Grund: Wenn die Ernährung nicht an den verringerten Kalorienbedarf angepasst und kein Krafttraining mehr absolviert wird, das ebenfalls zusätzlich Kalorien verbrennt, landet man schnell bei einem täglichen Kalorienüberschuss. Überschüssige Kalorien, die nicht verbrannt werden, setzen sich in Form von Fett als Reserven an.

»Ohne Eiweißshakes keine Muskeln.«

Falsch. Da die Muskulatur zu einem großen Teil aus Eiweiß besteht, liegt es auf der Hand, dass dem Körper mehr Eiweiß als normal zugeführt werden muss, damit Muskeln wachsen können. Die Deutsche Gesellschaft für Ernährung empfiehlt Erwachsenen eine Menge von 0,8 Gramm Eiweiß pro Kilogramm Körpergewicht. Diese Angabe bezieht sich allerdings auf Menschen, die nicht regelmäßig trainieren. 0,8 Gramm reichen gerade aus, um die bestehende Muskelmasse zu erhalten. Trainierenden sei geraten, täglich zwischen 1,5 und 2 Gramm Eiweiß pro Kilogramm Körpergewicht zu konsumieren. Ein Eiweißshake ist sicherlich eine bequeme und schnelle Art, zusätzlich zu einer ausgewogenen und eiweißreichen Ernährung Eiweiß zu sich zu nehmen. Dennoch ist es mit etwas Wissen und Zeit möglich, seinen täglichen Eiweißbedarf ausschließlich über die Zufuhr natürlicher Nahrungsmittel zu decken. Eiweißshakes sind nicht notwendig oder gar ausschlaggebend für den Muskelaufbau.

»Trotz starkem Muskelkater kann ich trainieren gehen. Die Schmerzen werden dann sogar gemildert.«

Falsch. Starker Muskelkater ist ein Zeichen dafür, dass der beanspruchte Muskel verletzt ist und dringend Regenerationszeit benötigt. Die Muskelfasern brauchen nun Ruhe, weil die Reparatur der Zellen nicht binnen weniger Stunden geschieht, sondern ein, zwei, vielleicht sogar drei Tage andauern kann. Würde nun weiter trainiert werden, könnte das schwerwiegende Folgen haben, zum Beispiel einen Muskelfaserriss. Die Kunst ist es, genau so zu trainieren, dass am Folgetag nicht mehr als eine erhöhte Muskelspannung zu spüren ist. Umso schneller kann der nächste Trainingsreiz folgen.

»Ein heißes Bad hilft gegen Muskelkater.«

Falsch. Es ist wahrscheinlich sehr entspannend und erholsam, aber gegen Muskelkater hilft es nicht. Wechselduschen (warm, kalt, warm, kalt etc.) hingegen schon. Diese fördern die Durchblutung und begünstigen den Abtransport von Stoffwechselprodukten, wodurch wiederum die Regeneration des Körpers beschleunigt werden soll.

»Ohne Muskelkater war das Training nicht intensiv genug.«

Falsch. Leider wird immer wieder behauptet, starker Muskelkater sei ein Indiz für ein gelungenes Workout. Stattdessen signalisiert er vor allem, dass der Körper beim Sport überfordert wurde. Dir sollte klar sein, dass es sich bei Muskelkater um mikroskopisch kleine Risse in den Muskeln handelt. Leichte Schmerzen sind im Normalfall weder gefährlich noch besonders bedenklich, sie verlängern jedoch deine Regenerationsphase. Keinen Muskelkater zu bekommen, bedeutet nicht zwangsläufig, keinen Wachstumsreiz gesetzt zu haben. Die hohe Kunst ist es, den Muskel während des Trainings genauso stark zu beanspruchen, dass am Tag danach zwar eine erhöhte Muskelspannung spürbar ist, aber kein schmerzender Muskelkater. Umso schneller kann die Muskulatur wieder trainiert und ein neuer Reiz gesetzt werden.

»Meine Brüste werden kleiner, wenn ich die Brustmuskulatur trainiere.« (Bezogen auf die weibliche Brust.)

Falsch. Wieso sich dieser Mythos so wacker hält, liegt auf der Hand: Frauen, die häufig trainieren, eher gesund leben und nicht ständig über ihren täglichen Kalorienbedarf essen, haben meist keinen hohen Körperfettanteil. Die weibliche Brust besteht jedoch zu einem Großteil aus Fettgewebe. Ist wenig Körperfett vorhanden, sind die Brüste auch nicht besonders voluminös. Ein durch Kraftsport größer werdender Brustmuskel ist nicht schuld an kleiner werdenden Brüsten, sondern Fettreduktion, die durch ein dauerhaftes Energiedefizit in Form einer geringeren Kalorienzufuhr verursacht werden kann. Wer sehr viel Sport treibt, nimmt normalerweise an Fett ab, wenn die Ernährung ebenso darauf abgestimmt wird. Wo man vermehrt abnimmt, ist genetisch bedingt. Häufig wird Fett als Letztes dort abgebaut, wo der Körper es als Erstes ablagert, und umgekehrt (die sogenannte Problemzone). Demnach kann es von Frau zu Frau unterschiedlich sein, ob die Brustgröße durch Körperfettreduktion stark leidet oder eben kaum. Muskelaufbau implementiert (wie der Begriff schon sagt) einen Aufbau und keinen Abbau. Demnach kann ein vergrößerter Brustmuskel, der unter der Fettschicht liegt, sogar einen merklichen Push-up-Effekt bewirken.

Lebensmittel und Abnehmen

»Bio ist immer besser.«

Richtig. Bauern und Hersteller, deren Produkte ein Bio-Siegel tragen, werden weitaus kritischer unter die Lupe genommen. Regelmäßige Kontrollen gewährleisten in den meisten Fällen nicht nur, dass Bioprodukte umweltschonender erzeugt/verarbeitet oder im Fall von Fleisch Tiere artgerechter gehalten werden, sondern auch, dass die Pestizidbelastung bei Bioprodukten geringer ist. Dennoch sollte man darauf achten, um welche Bio-Organisation es sich handelt, denn jedes Gütesiegel weist andere und unterschiedlich strenge Standards auf.

»Obst und Gemüse können durch Vitaminpräparate ersetzt werden.«

Falsch. Betrachtet man einzig und allein die Vitamindosis eines solchen Präparats und den täglichen Durchschnittsbedarf eines Erwachsenen, wird deutlich, dass entsprechende Pillen durchaus in der Lage sind, dem Körper die benötigten Vitamine zuzuführen. Sie können allerdings nicht die vielen essentiellen sekundären Pflanzenstoffe, Antioxidantien und Ballaststoffe ersetzen, die in Obst und Gemüse enthalten sind.

»Kalorien sind gleich Kalorien.«

Falsch. »(Kilo-)Kalorien« ist eine Einheit, die den Brennwert eines Nährstoffs angibt. Ein Rückschluss auf die Qualität und Nährstoffe des Nahrungsmittels lässt sich nicht daraus ziehen. So sind 150 Kilokalorien aus Spinat selbstverständlich wertvoller für deinen Körper als 150 Kilokalorien aus Gummibärchen.

»Fettreduzierte Lebensmittel helfen mir beim Abnehmen.«

Falsch. In wenigen Fällen mag es vielleicht zutreffen, dass Light-produkte weniger Kalorien enthalten als ihre Vollfett-»Brüder«. In vielen Fällen wird jedoch das fehlende Fett durch Zucker als Geschmacksträger ersetzt. Du solltest unbedingt bei jedem Produkt auf das Etikett schauen, und zwar nicht nur vorn, sondern vor allem hinten, wo das Kleingedruckte steht. Lass dich nicht von der Lebensmittelindustrie hinters Licht führen. Die beste und gesündeste Lösung ist, industriell hergestellte Nahrungsmittel komplett zu vermeiden.

»Die Fettverbrennung beginnt erst nach 20 Minuten.«

Falsch. Jede körperliche Aktivität verbrennt Kalorien. Von der ersten Minute an werden sowohl Kohlenhydrate als auch Fett zur Energiegewinnung verwendet. Da der Körper zunächst vermehrt auf die Kohlenhydratspeicher als Energiequelle zugreift, entleeren sich diese zuerst. Mit zunehmender Entleerung dieser Speicher greift der Körper als Ausgleich immer mehr auf die Fettreserven zurück, und die Fettverbrennung steigt. Nach circa 20 bis 30 Minuten hat sich der Kohlenhydratspeicher im Normalfall weitestgehend entleert, und die Fettverbrennung läuft auf Hochtouren.

»Cardio-Training ist der einzige Weg, um Fett abzubauen.«

Falsch. Cardio-Training ist lediglich eine von vielen Möglichkeiten, ein paar zusätzliche Kalorien zu verbrennen. Ausschlaggebend für den Fettabbau sind jedoch vor allem die Summe der zugeführten Kalorien, ein intakter Stoffwechsel und viel Bewegung (auch Kraftsport verbrennt enorm viele Kalorien, wenn er intensiv betrieben wird). Nur wenn mehr Kalorien verbraucht als aufgenommen werden, kann Körperfett auf natürliche Weise verringert werden.

»Wer nach 19 Uhr isst, nimmt zu.«

Falsch. Ob man zunimmt oder nicht, entscheidet einzig und allein die Summe der täglich zugeführten Menge an Kalorien. Schwer verdauliche Speisen kurz vor dem Schlafengehen solltest du dennoch meiden, da sie die Schlafqualität mindern und die Verdauungsprozesse während des Schlafens auf Sparflamme arbeiten.

»Diäten funktionieren nicht. Am Ende nehme ich nur noch mehr zu!«

Falsch. Die Rede ist vom berüchtigten Jo-Jo-Effekt: Nach wochenlanger Qual kommen die verlorenen Pfunde kurze Zeit später wieder. In der Regel gibt es dafür zwei mögliche Ursachen: 1) Man will zu viel Gewicht in kurzer Zeit verlieren, verzichtet auf viele geliebte, aber ungesunde Nahrungsmittel und achtet strikt auf ein großes Kaloriendefizit. Dies führt zu Heißhunger, der wiederum ein Motivationstief und Antriebslosigkeit zur Folge hat. 2) Man kehrt sofort nach der Diät zu seinen alten Ernährungsgewohnheiten zurück.

Unsere Empfehlung: Nach einer Diät ist eine langfristige Neuorientierung gesünderer Ernährungs- und Bewegungsgewohnheiten notwendig. Zusätzlich sollte am Ende einer Diät darauf geachtet werden, die Kalorienzufuhr nur langsam und über mehrere Wochen wieder zu erhöhen. Man nennt diese Phase »Reverse Dieting«.

»Gezielte Fettabnahme ist möglich.«

Falsch. Die Körperfettverteilung ist genetisch festgelegt. Der Körper entscheidet selbst, wo sich Fett zuerst anlagert oder abbaut. Bei manchen ist es sogar so, dass das »hartnäckigste« Fett erst ganz zum Schluss verschwindet, nämlich dann, wenn du dich mit deinem Körperfettanteil in einem sehr niedrigen Bereich bewegst. Oft lässt sich gegen diese individuellen Problemzonen nur wenig machen.

»Wer viel Wasser trinkt, nimmt besonders viel ab.«

Falsch. Der menschliche Körper besteht zu 60 bis 70 % aus Wasser. Es liegt also nahe, dass Wasser eine wertvolle Ressource für den Körper darstellt: Es federt die Organe bei Stößen ab, ist ein Transportmittel (Blut), Kühlmittel (Schweiß) und Schmiermittel (Gelenke). Damit der Stoffwechsel reibungslos funktioniert, ist Wasser das A und O, denn nur wenn der Körper ausreichend mit Wasser versorgt ist, kann man davon ausgehen, dass Vorgänge wie die Körperfett-reduktion reibungslos vonstatten gehen können. Es gibt jedoch die Möglichkeit, täglich ein paar Extrakalorien zu verbrennen: Dein Körper kühlt beim Konsum von sehr kaltem Wasser minimal aus. Um wieder auf normale Körpertemperatur zu kommen, muss er »heizen«. 50 bis 100 Kalorien können dadurch am Tag zusätzlich verbrannt werden – je nach konsumierter Menge.

»Stress macht dick.«

Falsch. Es sei denn, Stress wird zur dauerhaften Belastung, dann führt er sehr wohl schnell zur Fettzunahme. Bei Zeitdruck oder Leistungsstress, zum Beispiel während Klausurphasen oder einer komplexen Einarbeitungsphase im neuen Job, setzen viele ihre Prioritäten neu. Plötzlich verlangen neue Aufgaben und Tätigkei-ten unsere volle Aufmerksamkeit, wodurch wir im Regelfall weni-ger Zeit für eine ausgewogene Ernährung aufbringen.

Doch nicht nur das Außerachtlassen der Ernährung, verursacht durch chronische Anspannung, hat fatale Folgen für die Figur. Auch unser Hormonhaushalt verändert sich. Es werden vermehrt Stresshormone gebildet. Unsere Cortisol- und Insulinwerte erhö-hen sich, was unter anderem den Fettstoffwechsel hemmt. Außer-dem schüren Stresshormone unsere Lust auf Zucker und Hoch-kalorisches. Des Weiteren verbrennt der Körper in Stressphasen verhältnismäßig weniger Kalorien. Unser Körper versucht Fettre-serven zu wahren und sich mit weniger Stoffwechselaktivität zu schonen.

Viele Menschen essen in stressigen Phasen auch hastig, verspüren dadurch erst spät ein Sättigungsgefühl und nehmen mehr Kalorien pro Mahlzeit auf als üblich.

Das merk' ich mir!

»Setting goals is the first step in turning the invisible into the visible.«

(Tony Robbins)

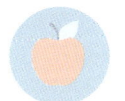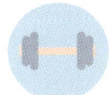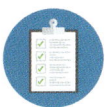

Los geht's

Zeit für ein kleines Resümee des bereits Gelernten!

Du weißt nun,

✔ dass solides Grundwissen das ideale Fundament ist, um seine Ziele schneller zu erreichen,

✔ was eine gesunde Ernährung ausmacht,

✔ wie wichtig eine an das Fitnessziel angepasste Ernährung ist,

✔ wieso jeder Mensch Kraftsport in seinen Alltag integrieren sollte,

✔ warum Muskeln wachsen, wenn sie trainiert werden,

✔ dass Diätversprechen, die radikale Diätmaßnahmen voraussetzen, Unsinn sind,

✔ wie man Muskeln aufbaut und sein Bindegewebe kräftigt,

✔ wie man nachhaltig und ohne Jo-Jo-Effekt abnimmt,

✔ wie man effektiv und ohne Verletzungsgefahr trainiert,

✔ wie sich der Alltag durch Zeitmanagement optimieren lässt

✔ und wie man sowohl seine Disziplin als auch seine Willensstärke ausbaut.

Stell dir vor, du hast die Aufgabe, dir eine Holzhütte zu erbauen. Werkzeuge und Materialien stehen bereit, die Konstruktionspläne liegen dir vor. Was nun? Wie setzt man sein Wissen effektiv in die Praxis um? Womit beginnt man beim Bau einer Holzhütte? Vielleicht geht es dir gerade ähnlich, und du fragst dich: Was fängst du konkret mit dem neuen Wissen an? Was ist der erste Schritt?

Diese Fragen wollen wir dir nun beantworten. Der folgende Leitfaden soll dir dabei helfen, den perfekten Start hinzulegen.

1. Formuliere dein Ziel schriftlich.

Betrachte diesen Schritt als eine Art Vertrag mit dir selbst. Ein gedanklich vor Augen geführtes Ziel ist schnell wieder vergessen. Eine schriftliche Formulierung hingegen macht das ganze Vorhaben weitaus ernster und verbindlicher. Dabei solltest du erstens auf Konkretisierung, zweitens auf optimistische Formulierung und drittens auf eine genaue Datierung achten. Wichtig: Dein Ziel sollte zwar anspruchsvoll und fordernd sein, aber realisierbar.

Hier ein Beispiel, wie dein korrekt formuliertes Ziel aussehen könnte: *»Ich will acht Kilogramm abnehmen und besonders Muskeln an den Armen, am Rücken und an den Beinen aufbauen. Ich möchte außerdem eine Laufstrecke von zwei Kilometern in unter zehn Minuten schaffen. Meine Ziele werde ich bis zum (genaues Datum) erreichen.«*

Hier zwei Anti-Beispiele:

»Ich will abnehmen und irgendwann schneller laufen können.«
»Ich will nicht mehr so massig wirken und vielleicht Muskulatur am Po aufbauen.«

2. Dokumentiere die Ausgangssituation.

Definiere den Startzeitpunkt und halte anschließend wichtige körperliche Parameter auf Papier fest. Dazu gehört zum einen dein aktuelles Gewicht, aber auch deine Körpermaße. Habe also keine Scheu davor, zum Maßband zu greifen und dich zu vermessen. Zu guter Letzt solltest du ein aktuelles Foto von dir erstellen. Sollte dich nach einiger Zeit das Gefühl überkommen, keine Fortschritte mehr zu erzielen, wirf einen Blick darauf, wie du ausgesehen hast, bevor du begonnen hast, für dein Ziel zu kämpfen. Die daraus gewonnene Motivation wird dir einen regelrechten Energieschub verleihen.

Nun geht es darum, die Rahmenbedingungen zu schaffen:

3. Betrete die Baustelle: Wo betreibst du Kraftsport?

Melde dich in einem Fitnessstudio an oder nutze deine eigenen vier Wände als Trainingsort. Grundsätzlich empfehlen wir die Mitgliedschaft in einem Fitnessstudio, die heutzutage beinahe in jeder Stadt bereits zum Schnäppchenpreis angeboten wird. Die Vorteile gegenüber den eigenen vier Wänden liegen auf der Hand: nahezu grenzenlose Trainingsmöglichkeiten durch das vorhandene Equipment, Kennenlernen von Gleichgesinnten und Trainingspartnern, häufig diverse Kursangebote und schließlich der Support durch professionell ausgebildete Trainer. Wer darauf verzichten möchte und das Workout in die eigenen vier Wände verlegt, sollte darauf achten, nicht am falschen Ende zu sparen, wenn es um den Kauf des benötigten Equipments geht. Unter *www.gymera.de/member* findest du von uns empfohlenes Trainingsequipment.

Folgende Punkte solltest du bei der Auswahl des richtigen Fitnessstudios berücksichtigen:

✔ Beim Autokauf ist eine Probefahrt gang und gäbe. Auch die Wahl des Fitnessstudios sollte gut überlegt sein. Bestehe vor der Anmeldung unbedingt auf ein Probetraining; im besten Fall kostenlos, um ein Gefühl für die Atmosphäre im Studio zu bekommen. Richte dein Augenmerk während des Probetrainings darauf, ob du betreut wirst oder nicht, ob das Studio überfüllt ist und du zum Beispiel am Empfangstresen oder an den einzelnen Trainingsstationen lange warten musst und ob die Räumlichkeiten angenehm klimatisiert und hygienisch sind. Nichts ist demotivierender als ein stickiger, stinkender Trainingsraum! Alles in allem musst du dich wirklich wohlfühlen. Immerhin wirst du dort einige Stunden in der Woche verbringen.

✔ Tu dir selbst einen Gefallen und wähle ein Fitnessstudio mit möglichst kurzer, unkomplizierter Anfahrt. Insbesondere in der dunklen Jahreszeit fällt es einem an manchen Tagen schwer, das eigene Heim zu verlassen und sich auf den Weg zum Sport zu machen. Eine mühselige Anfahrt sorgt nicht unbedingt für einen Motivationsschub.

✔ Die Vertragslaufzeit beträgt in der Regel sechs bis zwölf Monate. Gezahlt wird häufig per Lastschriftverfahren. Die Abbuchung kann je nach Fitnessstudio monatlich, im Zwei-Wochen-Rhythmus oder sogar wöchentlich erfolgen. In den seltensten Fällen wird der gesamte jährliche Mitgliedsbeitrag auf einmal eingezogen.

4. Plane dein Workout.

Nutze am besten einen unserer Trainingspläne, wenn du noch wenig Erfahrung im Bereich Kraftsport hast. Mit der Zeit entwickelst du das richtige Feeling dafür, welche Übungen und welcher Trainingsablauf am besten zu dir und deinem Ziel passen. Du kannst dir natürlich auch selbst einen Trainingsplan erstellen. Das nötige Know-how dazu findest du insbesondere in den Kapiteln *Workout*, *Fitnessübungen* und *Der Weg zum Ziel*.

5. Plane deine Ernährung.

Solltest du deinen persönlichen Kalorienbedarf noch nicht errechnet haben, wird es jetzt allerhöchste Zeit, dies zu tun, denn er bildet das Fundament deines Ernährungsplans. Wenn du noch nicht viel Erfahrung mit der Erstellung derartiger Konzepte sammeln konntest, empfehlen wir dir, dich zunächst mit den typischen Gerichten auf deinem Speiseplan zu befassen. Errechne, wie viele Kalorien ein Gericht bzw. Lebensmittel enthält und wie viel Eiweiß, Kohlenhydrate und Fett darin enthalten sind. Prüfe typische Gerichte auf ihre Nährstoffe, indem du die Lebensmittelliste im Anhang verwendest oder aber eine der zahlreichen Ernährungstagebuch-Apps nutzt, die größtenteils kostenfrei im App oder Play Store angeboten werden. Sobald du ein Gefühl für einzelne Gerichte und Lebensmittel entwickelt hast, wird es dir nicht schwerfallen, deine Ernährung zielgerecht an Muskelaufbau (S. 158 ff.) oder Fettreduktion (S. 164 ff.) anzupassen.

Verbanne Lebensmittel, die kontraproduktiv für das Erreichen deiner Fitnessziele sind, aus deinem Haushalt. Rekapituliere noch einmal, worauf es bei deiner Ernährung ankommen sollte. Schreibe eine entsprechende Einkaufsliste für deinen Wocheneinkauf. Du kannst dich außerdem an der Lebensmittelliste orientieren, die du im Anhang findest.

6. Stets das Wichtigste vor Augen behalten.

Je nachdem, wie deine Ziele aussehen, solltest du niederschreiben, worauf es für ein schnelles Erreichen zu achten gilt. Diese »Facts« solltest du dir im wahrsten Sinne des Wortes stets vor Augen führen können. Platziere sie deshalb an einem präsenten Ort. Du kannst auch die Notizseiten in diesem Buch am Ende eines jeden Kapitels dafür nutzen, jedes Thema kurz in eigenen Worten zusammenzufassen, sodass du alles Wichtige schnell parat hast und bei Bedarf direkt anwenden kannst.

Das merk' ich mir!

»Es gibt nur zwei Tage in deinem Leben, die du nicht ändern kannst. Der eine ist gestern und der andere ist morgen.«
(Dalai Lama)

  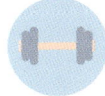    

Anhang

Hier findest du:

- Ein umfangreiches Fitness- und Ernährungsglossar.
- Eine Übersicht über den Kalorienverbrauch verschiedener Sportarten.
- Eine Übersicht über den Kaloriengehalt ausgewählter alkoholischer Getränke pro Portion.
- Eine Übersicht über den glykämischen Index einiger Lebensmittel.
- Eine ausführliche Liste der Makronährstoffangaben ausgewählter Lebensmittel, mit deren Hilfe du dir deinen eigenen Ernährungsplan zusammenstellen kannst.
- Mehrere Trainingspläne für das Ziel Fettreduktion und Muskelaufbau.

Glossar

A

Abfälschen

Führt man eine Übung unter Zuhilfenahme von Schwung aus, weil das Gewicht sonst nicht zu bewältigen wäre, bezeichnet man dies als »abfälschen«. Ein Beispiel dafür sind Bizeps-Curls, bei denen man Schwung zur Hilfe nimmt, um die Hantel heben zu können, anstatt sie langsam und kontrolliert nach oben zu führen.

Abs

Die Abkürzung für das englische Wort »Abdominals«, was übersetzt Bauchmuskeln bedeutet.

Aminosäuren

Die Bausteine, aus denen Eiweiß bzw. Proteine zusammengesetzt sind. Sie werden teilweise vom Körper selbst produziert (= nicht essentiell) oder müssen über die Nahrung aufgenommen werden (= essentiell), da der Körper sie nicht selbst herstellen kann.

Anabolismus

Auch Baustoffwechsel genannt. Bezeichnet den Aufbau körperlicher Bestandteile bei Lebewesen unter Verbrauch von Energie. Muskelaufbau ist zum Beispiel ein anaboler Stoffwechsel. Das Gegenteil ist »Katabolismus«, dieser Ausdruck bezeichnet den Abbau von körperlichen Bestandteilen.

Antioxidantien

Ein Antioxidans (Mehrzahl: Antioxidantien) ist eine chemische Verbindung, die aggressive Stoffwechselverbindungen abfängt, unschädlich macht und so die Körperzellen vor negativen Einflüssen schützt. Das können zum Beispiel Angriffe durch freie Radikale sein, weshalb man Antioxidantien oftmals auch als »Radikalfänger« bezeichnet. Radikale können gesundheitliche Beschwerden hervorrufen.

Aufladephase

Entscheidet man sich dazu, Kreatin als Nahrungsergänzungsmittel zu sich zu nehmen, besteht die Möglichkeit, täglich circa 5 Gramm zu konsumieren oder aber mit einer mehrtägigen Aufladephase zu starten, in der man täglich zum Beispiel viermal 5 Gramm Kreatin konsumiert. Man erhofft sich dadurch einen schnelleren Eintritt der Wirkung. Solche Aufladephasen werden heutzutage immer seltener und sind nicht unbedingt empfehlenswert.

Aufwärmsatz

Dient der Muskelerwärmung und bereitet optimal auf das Training vor. Dabei wird die eigentliche Übung mit sehr geringem Gewicht durchgeführt, sodass maximal 40 bis 50 % der maximalen Kraft genutzt wird.

B

Ballaststoffe

Unverdauliche Lebensmittelbestandteile. Sie bringen die Verdauung in Schwung und sind unter anderem in Lebensmitteln wie Vollkornbrot, Haferflocken und Gemüse vorhanden. Da sie im Magen aufquellen, sorgen sie für ein höheres und länger anhaltendes Sättigungsgefühl.

BCAAs

»Branched Chain Amino Acids« ist der englische Ausdruck für verzweigtkettige Aminosäuren. BCAAs gehören zu den beliebtesten Nahrungsergänzungsmitteln im Sportbereich. Sie regen das Muskelwachstum an und wirken sich positiv auf den Muskelerhalt aus, indem Muskelabbau gemindert wird. Was sie so beliebt macht, ist die Tatsache, dass sie nicht erst über die Leber verstoffwechselt werden müssen, sondern direkt über den Darm in die Muskulatur übergehen. Zu den BCAAs zählen die Aminosäuren Leucin, Valin und Isoleucin.

Biologische Wertigkeit

Auf einer Skala bis 100 gibt die biologische Wertigkeit an, wie hochwertig ein Nahrungsprotein (Eiweiß) für den menschlichen Organismus ist. Dabei gilt: Je besser das aufgenommene Eiweiß in körpereigenes Eiweiß umgewandelt werden kann, desto hochwertiger. Mit einem Wert von 100 steht das Vollei ganz an der Spitze. Übrigens lässt sich die biologische Wertigkeit eines Lebensmittels steigern, indem es mit bestimmten anderen Lebensmitteln kombiniert wird: Kartoffeln und Ei, Rindfleisch und Kartoffeln, Bohnen und Mais, Ei und Milch.

Blutzucker

Glukoseanteil im Blut. Er wird bei einem gesunden Menschen über körpereigene Hormone wie zum Beispiel Insulin auf dem richtigen Niveau gehalten.

BMI

Der Body-Mass-Index bewertet das Körpergewicht im Verhältnis zur Körpergröße (oftmals auch noch zum Alter). Dabei wird die Körpermasse (in Kilogramm) durch die Körpergröße im Quadrat (in Metern) geteilt. Bei Erwachsenen gilt ein Wert von 18,5 bis 25 als Normalgewicht. Gerade bei Menschen, die Kraftsport betreiben, ist der BMI allerdings kein aussagekräftiger Wert, da sie wegen ihrer vielen Muskelmasse oft Werte erreichen, bei denen man laut Index bereits als fettleibig gilt. Auch der Knochenbau, der bei jedem Menschen unterschiedlich zierlich oder breit ausfällt, wird nicht bedacht, weshalb der BMI kein Wert ist, auf den man sich hundertprozentig verlassen sollte.

Bodybuilding

Die Sportart Bodybuilding hat zum Ziel, den eigenen Körper durch Muskelaufbau zu formen. Neben dem richtigen Training ist vor allem die Ernährung ausschlaggebend für Erfolge.

C

Carbs
Das englische Wort für Kohlenhydrate lautet »Carbohydrates« und wird mit Carbs abgekürzt.

Cardio
Eine andere Bezeichnung für Ausdauertraining, wodurch vor allem das Herz-Kreislauf-System und die Atmung trainiert werden. Zum Cardio-Training zählen unter anderem Laufen und Radfahren.

Casein
Als wesentlicher Bestandteil von Kuhmilch ist Casein (Milcheiweiß) aufgrund seiner langsamen Aufnahme im Körper besonders vor dem Schlafengehen sinnvoll, um die stetige Eiweißversorgung der Muskulatur in der Nacht zu gewährleisten. Ein guter Casein-Lieferant ist Magerquark.

Core-Muskulatur
Die Stütz- und Haltemuskulatur des Körpers bezeichnet man als Core-Muskulatur. Dazu gehören insbesondere die tiefer liegende Rücken-, Bauch-, Rumpf- und Beckenbodenmuskulatur. Core-Training sorgt für eine gesunde, aufrechte Haltung, mehr Grundstabilität und einen straffen Body.

D

Deadlift
Der englische Begriff für die Übung »Kreuzheben«. Dabei wird ein auf dem Boden liegendes Gewicht aus einer vorgebeugten Körperhaltung hochgehoben und wieder gesenkt.

Defi
Umgangssprachlich für Definition. Jemand ist definiert, wenn er

viel Muskelmasse im Verhältnis zu Fettmasse hat. Das Merkmal eines definierten Körpers ist Muskulatur, die sich stark abzeichnet, da sie kaum von Fett überlagert ist.

Dropsatz

Dropsätze, oder auch Reduktionssätze, bezeichnen eine Reihe Sätze derselben Übung mit abnehmendem Trainingsgewicht. Sie kommen zum Einsatz, wenn es darum geht, die Trainingsintensität zu steigern. Dabei wird eine Übung bis zum Muskelversagen durchgeführt und danach sofort das Gewicht um 10 bis 20 % reduziert. Wieder werden Wiederholungen bis zum Muskelversagen durchgeführt. Wie viele Dropsätze letztendlich ausgeführt werden, hängt davon ab, wie dein Trainingslevel ist, wie stark die Vorbelastung war und so weiter. Demnach kann das Trainingsgewicht drei- oder auch sechsmal reduziert werden. Solltest du Dropsätze in deinen Trainingsplan integrieren wollen, ersetze den letzten regulären Satz einer Übung durch einen Dropsatz. Wenn du mehr als eine Übung je Muskelgruppe ausführst, baue den Dropsatz in die letzte Übung ein.

E

EFSA

Die »European Food Safety Authority«, besser bekannt als die »Europäische Behörde für Lebensmittelsicherheit«, prüft unter anderem, ob die gesundheitsbezogenen Angaben auf Lebensmittelverpackungen wissenschaftlich korrekt sind.

Eigengewichtübungen

Wird als Trainingsgewicht lediglich der eigene Körper eingesetzt, spricht man von Eigengewichtübungen. Diese haben zum Vorteil, dass das Workout an so gut wie jedem Ort durchgeführt werden kann. Da das Trainingsgewicht eingeschränkt ist, kommt es ab einem gewissen Trainingsniveau zu keinen weiteren Wachstumsreizen im Muskel; das Muskelwachstum stagniert.

Eiweißstoffwechsel

Der Protein- oder auch Eiweißstoffwechsel bezeichnet die Verwertung und den Aufbau von Proteinen im Körper.

Ektomorph

Einer der drei Stoffwechseltypen und ein Synonym für den »Hardgainer«, der »essen kann, was er will, und nur mühsam zunimmt«. Er hat es daher auch schwer, Muskeln aufzubauen.

Endomorph

Einer der drei Stoffwechseltypen und ein Synonym für den »Softgainer«, der relativ schnell Fett ansetzt, aber auch leichter Muskelmasse aufbauen kann.

Essentiell

Sind bestimmte Bestandteile der Nahrung essentiell, müssen sie dem Körper von außen zugeführt werden; sie können nicht von diesem selbst gebildet werden.

F

Fruktose

Der Fachbegriff für Fruchtzucker. Dieser ist ein Monosaccharid bzw. Einfachzucker, gehört zu den einfachen Kohlenhydraten und ist vor allem in Früchten zu finden. Fruktose sorgt für einen schnellen Energieschub, der aber bereits nach kurzer Zeit wieder abklingt.

Functional Food

Der englische Begriff für funktionelle Lebensmittel. Es handelt sich dabei um Lebensmittel, die nicht nur Genuss- und Sättigungsmittel sind, sondern einen gesundheitlichen Zusatznutzen bieten sollen. Sie werden hierfür mit zusätzlichen Inhaltsstoffen angereichert. Besonders gern reichert die Lebensmittelindustrie Nahrungsmittel mit Vitaminen, Mineralstoffen und ungesättigten Fettsäuren wie Omega-3 an.

G

Glukose

Der Fachbegriff für Traubenzucker oder Dextrose. Es handelt sich dabei um ein Monosaccharid bzw. Einfachzucker, der wie Fruktose zu den einfachen Kohlenhydraten gehört. Glukose ist ein beliebter Energielieferant, da sie schnell ins Blut gelangt.

Glykämischer Index

Gibt an, wie stark sich kohlenhydrathaltige Lebensmittel auf den Blutzuckerspiegel auswirken.

Grundübungen

Die gängigsten Grundübungen sind Bankdrücken, Kniebeugen und Kreuzheben. Sie alle haben gemeinsam, dass mehrere Muskelgruppen und Gelenke gleichzeitig beansprucht werden. Das Gegenteil von Grundübungen sind Isolationsübungen, bei denen nur ein Muskel (isoliert) trainiert wird.

Grundumsatz

Die Energie, die der Körper bei völliger Ruhe benötigt, um alle Stoffwechselfunktionen am Laufen zu halten. Der Grundumsatz ist bei jeder Person individuell. Er kann auch gezielt manipuliert werden: Durch Kraftsport werden Muskeln aufgebaut, die ebenfalls regelmäßig Energie verbrauchen. Dadurch benötigt der Körper auch im Ruhezustand mehr Energie. Radikale Diäten hingegen können den Grundumsatz senken.

H

HIT

Die Abkürzung für »High-Intensity-Training«, ein hochintensives Trainingskonzept im Kraftsport. Eine verbreitete HIT-Form ist »Super Slow«, bei der die Übungen stark verlangsamt durchgeführt werden. Eine Wiederholung sollte ungefähr 15 Sekunden dauern.

Hungerast

Wenn die Kohlenhydratreserven aus den Muskelzellen und der Leber plötzlich »leer sind«, kommt es zu einem Hungerast. Er bezeichnet einen heftigen Leistungsabfall bis hin zu Schwindelanfällen und Ohnmacht aufgrund von Unterzuckerung.

Hypertrophie

Als (Muskel-)Hypertrophie wird die Vergrößerung der Muskulatur (Muskelwachstum) bezeichnet.

Insulin

Ein Hormon, das dafür zuständig ist, den Blutzuckerspiegel auf Idealniveau zu halten. Werden Kohlenhydrate aufgenommen, steigt der Blutzuckerspiegel und damit im Normalfall auch der Insulinspiegel. Vereinfacht ausgedrückt sorgt Insulin dafür, dass aus der Nahrung aufgenommener Zucker in die Muskel- und Fettzellen eingeschleust und dort als Energielieferant verwertet werden kann oder als Energiespeicher in Form von Glykogen/Fett eingelagert wird. Nach einem anstrengenden Workout macht es durchaus Sinn, den Insulinspiegel durch die Aufnahme von Kohlenhydraten zu erhöhen, da Insulin die Muskeln auch mit notwendigem »Baumaterial« versorgt.

Intervalltraining

Eine Trainingsform, bei der sich zwei Phasen mit unterschiedlicher Belastung mehrfach abwechseln: eine Phase intensiver Belastung, die maximal 30 bis 90 Sekunden andauert, und eine deutlich längere Phase der Erholung, bei der mit wenig Intensität (moderat) weitertrainiert wird. Denkbar wäre ein Laufbandtraining, bei dem in einer Phase so schnell wie möglich gelaufen wird (Sprint), während in der anschließenden Erholungsphase die Geschwindigkeit so weit und so lange reduziert wird, bis der Puls bei etwa 50 bis 70 % der maximalen Herzfrequenz liegt.

Isolationsübungen

Bei Isolationsübungen wird lediglich ein einzelner Muskel (= isoliert) beansprucht. Das Gegenteil von Isolationsübungen sind Grundübungen, bei denen mehrere Muskelgruppen und Gelenke gleichzeitig beansprucht werden.

J

Jo-Jo-Effekt

Nimmt man nach einer Diät plötzlich wieder deutlich an Gewicht zu, tritt der sogenannte Jo-Jo-Effekt ein. Eine mögliche Ursache dafür ist, dass der Grundumsatz aufgrund von Muskelabbau gesunken ist. Wenn man nach der Diät zu seiner »normalen«, unbedachten Ernährung zurückkehrt, entsteht regelmäßig ein Kalorienüberschuss, und es kommt zur Fettzunahme. Um den Jo-Jo-Effekt zu vermeiden, sollte man von einem zu großen Kaloriendefizit absehen und am Ende einer Diät die zugeführte Menge an Kalorien nur langsam erhöhen.

K

KFA

Die Abkürzung für »Körperfettanteil«. Dieser gibt den prozentualen Anteil von Fett im Verhältnis zur gesamten Körpermasse an.

L

Laktose

Auch Milchzucker genannt. Ein in Milch und Milchprodukten enthaltener Zweifachzucker, aufgebaut aus Glukose und Galaktose. Im menschlichen Körper wird er vom Enzym Laktase verdaut. Menschen, die Laktase nicht selbst bilden können, werden als laktoseintolerant bezeichnet.

Legday
Werden in einer Trainingseinheit ausschließlich oder zum größten Teil die Beine trainiert, spricht man vom Legday.

Low Carb
Ernährt sich jemand »Low Carb«, nimmt er wenig Kohlenhydrate zu sich, dafür aber mehr Nahrungsmittel mit hohem Fett- und Eiweißanteil.

M

Maltodextrin
Neben seiner Verwendung als Stabilisator, Füllstoff und Konservierungsmittel wird Maltodextrin häufig als Energielieferant eingesetzt, um Mahlzeiten mit Kohlenhydraten anzureichern. Das wasserlösliche Kohlenhydratgemisch ist kaum süß, so gut wie geschmacksneutral und daher sehr beliebt als »Snack« direkt nach dem Krafttraining. Oft wird es auch dem Post-Workout-Shake beigegeben.

Massephase
Teil des Bodybuildings: die Phase, in der die meiste Muskelmasse aufgebaut wird. Ein gezielter Kalorienüberschuss soll dem Körper reichlich »Aufbaumaterial« zur Verfügung stellen. Damit erhöht sich allerdings auch der Körperfettanteil. Die Kunst ist es, möglichst wenig Fett und viel Muskelmasse aufzubauen.

Mesomorph
Einer der drei Stoffwechseltypen. Was den Muskelaufbau angeht, hat ein mesomorpher Mensch die besten Voraussetzungen. Sein Körper ist von Natur aus athletisch gebaut und im Gegensatz zum ektomorphen und endomorphen Typ hat er es relativ leicht, Muskelmasse aufzubauen.

Muskelkontraktion

Zieht sich ein Muskel zusammen, zum Beispiel beim Stemmen von Gewichten, bezeichnet man diese Arbeitsphase des Muskels als Muskelkontraktion.

Muskelversagen

Gehört mitunter zu den Techniken des High-Intensity-Trainings (HIT). Hierbei wird ein Trainingssatz erst dann beendet, wenn nach der letzten Wiederholung keine weitere mehr zu schaffen ist; also bis der Muskel »versagt«.

N

Nachbrenneffekt

Die gesteigerte Aktivität des Stoffwechsels nach einem intensiven Workout. Der Körper verbraucht auch nach dem Training zusätzliche Kalorien, bis der Stoffwechsel auf seinem normalen Level angekommen ist.

Nahrungsergänzungsmittel

Wenn der Körper zusätzlich mit Pulver, Pillen oder Kapseln versorgt wird, die ihm mehr Nähr- oder Wirkstoffe bieten, als er über die normale Ernährung aufnimmt, spricht man von Nahrungsergänzungsmitteln. Es handelt sich zum Beispiel um konzentrierte Nährstoffe wie Mineralstoffe oder Vitamine. Diese Produkte bewegen sich im Grenzbereich zwischen Arznei- und Lebensmitteln. Sie dienen dazu, die allgemeine Ernährung zu ergänzen, nicht zu ersetzen!

Non-Responder

In der Medizin bezeichnet man einen Menschen, der nicht auf ein bestimmtes Verfahren (Medikament, Operation etc.) anspricht, als Non-Responder. Bezogen auf den Fitnessbereich sind damit Menschen gemeint, die auf bestimmte Supplemente wie Kreatin nicht ansprechen, bei denen also nicht die gewünschte oder gar keine Wirkung erzielt wird.

O

Omega-3-Fettsäuren

Die lebensnotwendigen Omega-3-Fettsäuren können vom Körper nicht selbst produziert werden und sind daher über die tägliche Ernährung aufzunehmen. Sie sind unter anderem Bestandteil der Zellmembranen in Gehirn und Augen und wirken sich positiv auf Herz und Kreislauf, auf die Blutfettwerte, die Fließeigenschaften des Blutes sowie den Blutdruck aus. Sie sind vor allem in verschiedenen Pflanzenölen (z. B. Leinöl, Walnussöl) und Fischsorten (z. B. Lachs, Makrele) enthalten.

P

Post-Workout

Der Zeitpunkt direkt nach dem Training. Manche Sportler nehmen in dieser Phase Supplemente wie Proteinshakes oder BCAAs zu sich, um den »verletzten« Muskel schnellstmöglich mit Nährstoffen zu versorgen.

Pre-Workout

Der Zeitpunkt vor dem Training (ungefähr zwei Stunden davor). Häufig werden hier Supplemente konsumiert, die die Leistung während des Trainings steigern sollen. Üblich ist auch eine kohlenhydratreiche Mahlzeit.

Pump

Dehnt sich die Muskulatur durch das einfließende Blut beim Training stark aus, spricht man vom Pump. Bemerkbar macht sich dieser durch ein pralles und voluminöses Gefühl im Muskel, das bei Bodybuildern als sehr angenehm und als das »i-Tüpfelchen« des Trainings empfunden wird.

Pyramidentraining

Das auf- oder absteigende Pyramidentraining ist eine im Kraftsport beliebte Trainingstechnik und bezieht sich auf die Ausführung der Sätze einer Übung. Beim absteigenden Pyramidentraining startet man mit moderatem Gewicht und vielen Wiederholungen und endet bei einem hohen Gewicht mit wenigen Wiederholungen. So startet man zum Beispiel im ersten Satz mit einem Gewicht, das zwölf Wiederholungen ermöglicht. Im zweiten Satz wird das Gewicht erhöht und die Wiederholungen auf zehn reduziert. Im dritten Satz wird wieder Gewicht erhöht und die Wiederholungszahl auf acht reduziert. Ein vierter Satz mit sechs Wiederholungen und gesteigertem Gewicht ist natürlich auch noch möglich. Das aufsteigende Pyramidentraining funktioniert umgekehrt.

R

Ruhepuls

Der Puls gibt an, wie schnell das Herz schlägt. Körperliche Belastung führt zu einem höheren Puls, wohingegen absolute Ruhe wie kurz nach dem Aufwachen normalerweise einen niedrigen Puls zur Folge hat. Der in absoluter Ruhe gemessene Puls wird als Ruhepuls bezeichnet.

REM-Schlafphase

In die REM-Schlafphase verfallen Schlafende etwa alle anderthalb Stunden. Währenddessen schlägt das Herz schneller, Atemfrequenz und Blutdruck steigen an. Unsere Augen beginnen sich unter den geschlossenen Lidern zu bewegen. Diese Phase wird auch Traumphase genannt. Wird man während der REM-Schlafphase geweckt, kann man sich nachweislich besonders gut an seine Träume erinnern. Innerhalb eines achtstündigen Schlafs erfährt man im Durchschnitt drei bis sechs REM-Schlafphasen. Man geht davon aus, dass während der REM-Schlafphase Erlebtes und Informationen im Allgemeinen verarbeitet und gespeichert werden.

S

Satz

Eine Übung besteht in der Regel aus mehr als einer hintereinander ausgeführten Wiederholung. Nachdem einige Wiederholungen ausgeführt wurden, folgt meist eine kurze Pause. Das war der erste (Übungs-)Satz. Anschließend wird die Übung erneut mit einigen Wiederholungen ausgeführt. Das ist der zweite Satz. Mit wie vielen Sätzen trainiert wird, hängt von der jeweiligen Trainingsform ab.

Sekundäre Pflanzenstoffe

Chemische Stoffe, die ausschließlich von Pflanzen produziert werden können. Der Pflanze helfen sie unter anderem bei der Abwehr von Schädlingen. Auch beim Menschen ließen sich bereits positive Wirkungen nachweisen. Sie wirken vor allem antioxidativ und vorbeugend gegen Krebs und Erkrankungen des Herz-Kreislauf-Systems.

Serotonin

Oftmals auch als Gute-Laune-Hormon bezeichnet, ist Serotonin dafür bekannt, die Stimmung zu beeinflussen. Der körpereigene Botenstoff beeinflusst zudem zahlreiche Körperfunktionen wie die Darmtätigkeit oder den Schlafrhythmus. Ein Mangel kann zu Erkrankungen wie Depressionen, Reizdarm oder Migräne führen.

Skinny Fat

Ein Körper, der schlank ist, aber dennoch unförmig und schlaff wirkt. Das Körperfett lässt ihn aufgrund des geringen Muskelanteils unförmig wirken.

Squats

Die englische Bezeichnung für Kniebeugen. Im Fitnessbereich ist der Ausdruck bereits in den deutschen Sprachgebrauch integriert. Die Kniebeuge kräftigt insbesondere die Oberschenkelmuskulatur, aber auch den Gesäßmuskel, die Rücken- und Rumpfmuskulatur und die Waden. Manche behaupten sogar, sie kräftige alle Muskeln des Körpers. Daher wird sie auch als die »Königin aller Grundübungen« bezeichnet.

Supersatz

Supersätze kommen zum Einsatz, wenn es darum geht, die Trainingsintensität zu steigern. Absolviert man zwei Sätze hintereinander mit einer Pause, die so kurz wie möglich ist (im besten Fall weniger als 10 Sekunden), spricht man von einem Supersatz. Man unterscheidet zwischen:

- Supersatz mit identischer Muskelgruppe: Hierbei werden zwei Übungen kombiniert, die dieselbe Muskelgruppe beanspruchen, wie zum Beispiel Bankdrücken und Fliegende für die Brust.
- Supersatz mit unterschiedlichen Muskelgruppen: Hierbei werden zwei Übungen kombiniert, die zwei unterschiedliche Muskelgruppen beanspruchen (nichtantagonistisch!), wie zum Beispiel Bizepscurls für den Bizeps und Crunches für den Bauch.
- Antagonistische Supersätze: Hierbei werden die Sätze so kombiniert, dass unmittelbar nach dem ersten Satz eine Übung folgt, die den Antagonisten beansprucht, wie zum Beispiel Bizepscurls für den Bizeps (Armbeuger) und Stirndrücken für den Trizeps (Armstrecker).

Supplemente

Ein anderes Wort für Nahrungsergänzungsmittel.

U

Übertraining

Wird zu viel trainiert und auf ausreichend Regenerationszeit verzichtet, kommt es zu einer Überlastungsreaktion des Körpers. Mögliche Folgen des Übertrainings sind zum Beispiel ein geringes Leistungsniveau, ein erhöhter Ruhepuls, Kopfschmerzen oder Beschwerden an Muskeln und Sehnen.

W

Weight Gainer

Sportler, die aufgrund ihres Stoffwechseltyps nur schwer Masse aufbauen können, greifen häufig zu Weight Gainern. Das Nahrungsergänzungsmittel besteht zum größten Teil aus Kohlenhydraten und
zeichnet sich durch einen niedrigen Fettgehalt aus. In der Regel ist
ein Weight Gainer ein Pulver, das mit Flüssigkeit angereichert und
als Shake konsumiert wird.

Z

Zirkeltraining

Meist ist es der gesamte Körper, der beim Zirkeltraining durch
verschiedene Übungen nacheinander an festgelegten Stationen
trainiert wird. An jeder Station wird eine andere Muskelgruppe
trainiert. Zwischen den einzelnen Übungen liegen kurze Pausen.
Abhängig vom Leistungsniveau können mehrere Zirkelrunden
absolviert werden. Auch für fortgeschrittene Kraftsportler ist das
Zirkeltraining eine gute Methode, um die Muskulatur zu erhalten,
wenn mal weniger Zeit zur Verfügung steht. Für eine Zirkelrunde
benötigt man oftmals nur 20 bis 30 Minuten.

Kalorienverbrauch verschiedener Sportarten

Sportart	Kalorienverbrauch (kcal/h/kg)
Laufen: 7 - 9 km/h	7 - 8
13 - 14 km/h	11 - 12
15 - 17 km/h	13 - 15
Radfahren: 15 - 25 km/h	7 - 8
25 - 30 km/h	9 - 10
30 - 35 km/h	11 - 12
40 km/h	16 - 19
Skilanglauf 9 km/h	9 - 10
15 km/h	16 - 19
Boxen: Ring	13 - 15
Sparring	20 - 21
Tennis	7 - 8
Tischtennis	5,3
Kraftsport/ Bodybuilding	7
Badminton	11 - 12
Schwimmen (50 m/min)	7 - 8
Fußball	12
Volleyball	7,3
Basketball	16,2
Handball	13 - 15
Eishockey	13 - 15
Judo	13 - 15
Turnen	13 - 15
Gymnastik	3 - 4

Quelle: Friedrich, 2008

Kaloriengehalt ausgewählter alkoholischer Getränke pro Portion

Getränk	kcal pro Portion
Bier (1 Glas à 0,3 l)	129
Hefeweizen (1 Glas à 0,5 l)	215
Bier Mischgetränk (1 Flasche à 0,33 l)	152
Rotwein (1 Glas à 0,2 l)	134
Weißwein (1 Glas à 0,2 l)	120
Weißweinschorle (1 Glas à 0,2 l)	60
Sekt (1 Glas à 0,1 l)	80
Schnaps (1 Glas à 2 cl)	43
Kräuterlikör (1 Glas à 4 cl)	100
Eierlikör (1 Glas à 0,1 l)	288
Gin-Tonic (1 Glas à 0,2 l)	140
Cuba Libre (1 Glas à 0,2 l)	168
Wodka-Energy (1 Glas à 0,2l)	128
Caipirinha (1 Glas à 0,3 l)	322
Mojito (1 Glas à 0,3 l)	215

Quelle: "kenn-dein-limit.info"

Der glykämische Index - eine Übersicht

Lebensmittel	Glykämischer Index
Frühstücksflocken	
Cornflakes	81 (± 3)
Porridge (Haferflocken gekocht in Wasser)	58 (± 4)
Porridge aus Instant-Haferflocken	66 (± 1)
Haferflocken (kernig)	40
Brot/Teigwaren/Getreide	
Weizenvollkornbrot	71 (± 1)
Roggenvollkornbrot	58 (± 6)
Langkorn-Reis (gekocht)	56 (± 2)
Brauner-Reis (gekocht)	55 (± 5)
Weißbrot (Weizen)	70
Spaghetti (weiß, gekocht)	44 (± 3)
Vollkornspaghetti	37 (± 5)
Obst	
Wassermelone	72 (± 13)
Ananas	59 (± 8)
Kiwi	53 (± 6)
Banane	52 (± 4)
Weintrauben	46 (± 3)
Orange	42 (± 3)
Pfirsich	42 (± 13)
Apfel	38 (± 2)
Birne	38 (± 2)

Lebensmittel	Glykämischer Index
Gemüse	
Kartoffelbrei (instant)	72 (± 13)
Kartoffeln (gekocht)	82 (± 7)
Kartoffeln (gebacken)	85 (± 12)
Zuckermais (gekocht)	54 (± 4)
Kidneybohnen	52
Grüne Erbsen (TK, gekocht)	48 (± 5)
Karotten (roh und gekocht)	47 (± 16)
Grüne Linsen (gekocht)	30 (± 4)
Milch(-produkte)	
Pudding	44 (± 4)
Joghurtdrink (fettreduziert)	38 (± 4)
Naturjoghurt	19
Vollmilch	27 (± 4)
Sonstiges	
Cashew-Nüsse	25 (± 1)
Haushaltszucker	65 (± 4)
Schoko-Riegel	68 (± 12)
Nussnougatcreme	29
Kartoffelchips	56

Quelle: Glykämischer Index ausgewählter Lebensmittel (Foster-Powell, K.; Holt, S. H. A.; Brand-Miller, J. C.: International table of glycemic index and glycemic load values: 2002. Am. J. Clin. Nutr. 76: 5-56)

Lebensmittel - Nährstofftabellen

Kohlenhydratreiches

Lebensmittel	Portionsgröße	Nährstoffe pro Portion in g		
		K	E	F
Reiswaffeln	30 g	24	2,2	0,5
Langkornreis	60 g	46,5	4,5	0,5
Basmati Reis	60 g	46,2	5,4	0,3
Dinkelnudeln	80 g	58,7	8,4	1,4
Hartweizengries Nudeln	80 g	57,4	9,2	1,5
Reisnudeln	70 g	49,3	4,1	0,1
Vollkornreis	50 g	34,5	4,6	1,3
Bulgur	50 g	34,5	4,5	0,5
Hirse	50 g	34,4	5,3	2
Vollkornnudeln	80 g	52	10	2,4
Quinoa	60 g	37,4	7,3	3,5
Haferflocken	60 g	35,2	8,1	4,2
Leinsamenbrot	80 g	35,4	17,6	2
Vollkornbrot	80 g	28	5,2	1,5
Schupfnudeln	80 g	24	2,4	1
Eierkuchen	120 g	33,6	7,2	12
Eierspätzle	80 g	21,6	4,9	2,5
Süßkartoffeln	250 g	50	4	0,3
Kartoffeln	250 g	39	4,8	0

Eiweißreiches (omnivor)

Lebensmittel	Portionsgröße	Nährstoffe pro Portion in g		
		K	E	F
Rinderfilet	100 g	0	29,5	4,8
Parmaschinken	30 g	0	8	4,5
Thunfisch	100 g	0,3	25,8	1,2
Hähnchenbrust	100 g	0	23	0,8
Forelle	100 g	0,5	23	3,9
Putenfilet	100 g	0	23	2
Putenbrust	100 g	1	22	2
Rinderhackfleisch	40 g	0	8,2	5,6
Zander	100 g	0	20	0,7
Krabben	100 g	0,5	20	1
Kalbsleber	100 g	4,1	19,2	4,1
Kasseler	100 g	0,8	19	4,1
Wildlachs	100 g	0	19	1,3
Kochschinken	50 g	0,5	9,5	1,5
Wildlachs	50 g	0	9,5	0,7
Corned Beef	50 g	0,5	9,5	1,8
Räucherlachs	80 g	0	15,2	10,4
Rotbarsch	100 g	0	18,6	1,6
Flusskrebs	100 g	1	18,5	1,5
Lachsschinken	50 g	0,5	9,2	2,2
Seelachs	100 g	0	18,3	0,9
Kabeljau	100 g	0	18	0,7
Garnelen	100 g	0	17,2	0,7
Heilbutt	100 g	0	15,5	2,2

Eiweißreiches (vegetarisch)

Lebensmittel	Portionsgröße	Nährstoffe pro Portion in g		
		K	E	F
Harzer Käse	50 g	0	15	0,2
Linsen (rot)	50 g	25	12,7	0,7
Chia-Samen	50 g	2,2	10,6	15,5
Tofu	100 g	0,6	16,1	7
Frischkäse körnig	50 g	1,5	6,3	2,3
Quark 20%	50 g	1,3	6,3	2,6
Quinoa	60 g	37,4	7,3	3,5
Magerquark	50 g	1,9	6,1	0,2
Ricotta Dreiviertelfett-stufe	30 g	0,2	3,4	2,3
Ei (L)	70 g	1	8,3	6,5
Kidney-Bohnen	50 g	7,5	4,2	0,3
Joghurt 1,5%	150 g	10	8,1	2,2

Gemüse (kohlenhydratreich)

Lebensmittel	Portionsgröße	Nährstoffe pro Portion in g		
		K	E	F
Linsen (rot)	50 g	25	12,7	0,7
Maniok	50 g	17,5	0,6	0,2
Kichererbsen	50 g	7,5	3,5	1,3
Kidneybohnen	50 g	7,5	4,2	0,3
Grüne Erbsen	50 g	6,3	3,3	0,2
Pastinaken	50 g	6	0,6	0,2
Weiße Bohnen	50 g	5,4	3,3	0,3
Mais	50 g	5,4	1,4	0,9
Zuckerschoten	50 g	5	2	0,1
Dicke Bohnen	50 g	4,8	2,9	0,3
Petersilienwurzel	50 g	3	1,4	0,3
Paprika	50 g	3	0,5	0,1
Sojasprossen	50 g	2,5	2,6	0,6
Grüne Bohnen	50 g	2,5	1,2	0,1
Möhren / Karotten	70 g	3,3	0,7	0,1

Gemüse (eiweißreich)

Lebensmittel	Portionsgröße	K	E	F
Sojasprossen	50 g	2,5	2,6	0,6
Rosenkohl	100 g	3,3	4,5	0,3
Brokkoli	100 g	2,7	3,8	0,2
Spinat	100 g	0,6	2,8	0,3
Spitzkohl	100 g	2,7	2,7	0,3
Champignons	50 g	0,3	1,3	0,1
Rucola	50 g	1	1,3	0,3

Gemüse (eiweißreich)

Lebensmittel	Portionsgröße	Nährstoffe pro Portion in g		
		K	E	F
Blumenkohl	100 g	2,3	2,5	0,3
Romanesco	100 g	2,3	2,4	0,3
Artischocke	100 g	2,6	2,4	0,1
Pfifferlinge	50 g	0,1	1,1	0,2
Mangold	100 g	0,7	2,1	0,3
Porree / Lauch	100 g	3,3	2,1	0,3
Zucchini	100 g	2,3	2	0,3
Kohlrabi	100 g	3,7	1,9	0,2
Chinakohl	100 g	1,2	1,1	0,3
Spargel	100 g	1,8	1,8	0,1
Feldsalat	50 g	0,4	0,9	0,2
Sellerie	100 g	2,3	1,6	0,3
Bambussprossen	50 g	0,3	0,8	0,1
Schwarzwurzel	100 g	2,1	1,4	0,4
Schalotten	50 g	1,6	0,7	0,1
Rotkohl	100 g	3,5	1,5	0,2
Weißkohl	100 g	4,2	1,4	0,2
Fenchel	100 g	2,8	1,3	0,2
Zwiebeln	50 g	2,4	0,6	0,1
Aubergine	100 g	2,5	1,2	0,2
Kopfsalat	50 g	0,5	0,6	0,1
Tomaten	50 g	1,3	0,5	0,1
Möhren / Karotten	100 g	4,8	1	0,2
Eisbergsalat	50 g	0,8	0,5	0,1

Obst

Lebensmittel	Portionsgröße	Nährstoffe pro Portion in g		
		K	E	F
Rosinen	20 g	13,6	0,5	0,1
Datteln, getrocknet	20 g	13,2	0,4	0,1
Banane	100 g	20	1,2	0,2
Granatapfel	100 g	16,7	0,7	0,6
Kaki	100 g	16	0,6	0,3
Weintrauben	50 g	7,8	0,35	0,1
Feigen, getrocknet	50 g	6,4	0,6	0,2
Ananas	100 g	12,4	0,5	0,2
Honigmelone	100 g	12,4	0,9	0,1
Apfel	100 g	11,4	0,3	0,1
Kiwi	100 g	9,1	1	0,6
Aprikose	50 g	4,2	0,4	0
Orange	100 g	8,3	1	0,2
Grapefruit	100 g	7,4	0,6	0,2
Heidelbeeren	50 g	3,7	0,3	0,3
Brombeeren	50 g	3,1	0,6	0,5
Erdbeeren	50 g	2,7	0,4	0,2
Johannisbeeren	50 g	2,4	0,5	0,1
Himbeeren	50 g	2,4	0,6	0,1

Fettlieferanten

Lebensmittel	Portionsgröße	Nährstoffe pro Portion in g		
		K	E	F
Paranüsse	20 g	0,7	2,8	13,4
Walnüsse	20 g	1,6	3	12,8
Haselnüsse	20 g	2,1	2,4	12,3
Mandeln	20 g	1,1	4,8	10,6
Kakaobohnen	20 g	3,6	2,6	10
Kerne (z.B. Kürbiskerne)	20 g	0,2	7,4	9,5
Cashewnüsse	20 g	6,1	4,1	8,4
Leinsamen	20 g	1,5	4,4	7,3
Hanfsamen	20 g	0,4	4,2	6,8
Chia Samen	20 g	0,9	4,2	6,2
Avocado	100 g	3,6	2	23,5

Öle

Kokosöl	5 g	0	0	5
Walnussöl	5 g	0	0	4,6
Leinöl	5 g	0	0	4,6
Olivenöl	5 g	0	0	4,6
Rapsöl	5 g	0	0	4,6

Getränke

Orangensaft	100 ml	8,4	0,7	0,1
Milch 1,5 %	100 ml	4,8	3,4	1,5
Latte Macchiato	100 ml	3,8	2,7	1,2
Tee Schwarz	100 ml	0	0	0

Trainingspläne: Fettreduktion

Trainingsprogramm: »Ganzkörper«

Besonderheiten

✔ Geeignet für Beginner
✔ Dauer: acht Wochen
✔ Pause zwischen den Sätzen: 30 bis 60 Sekunden
✔ Drei frei wählbare Trainingstage pro Woche (ein bis zwei Tage Pause nach jedem Trainingstag)
✔ An zwei der drei Trainingstage zusätzlich Ausdauertraining *nach* dem Krafttraining (Laufen, Radfahren oder Stepper: 20 bis 25 Minuten)
✔ Einen Aufwärmsatz mit geringem Gewicht vor jeder Übung

Übung	Sätze	Wiederholungen
Kniebeugen mit Kurzhanteln	3	12-15
Bankdrücken mit der Langhantel	3	12-15
Einarmiges Kurzhantel-Rudern	3	12-15
Langhantelrudern	3	12-15
Dips	3	12-15
Bizepscurls mit der Kurzhantel	3	12-15
Crunches	3	12-15

Trainingsprogramm: »2er-Split«

Besonderheiten

✔ Geeignet für Beginner nach Beendigung des Trainingsplans »Ganzkörper«
✔ Dauer: acht Wochen
✔ Pause zwischen den Sätzen: 30 bis 60 Sekunden
✔ Drei oder vier frei wählbare Trainingstage pro Woche (ein bis zwei Tage Pause nach jedem Trainingstag)
✔ An zwei der drei Trainingstage zusätzlich Ausdauertraining *nach* dem Krafttraining (Laufen, Radfahren oder Stepper: 20 bis 25 Minuten)
✔ Einen Aufwärmsatz mit geringem Gewicht vor jeder Übung

Übung	Sätze	Wiederholungen
1. Split-Tag		
Kniebeugen mit der Langhantel	3	10-14
Ausfallschritte	3	10-14
Bankdrücken	3	10-14
Fliegende	3	10-14
Beinheben	3	10-14
Bizepscurls mit der SZ-Stange	3	10-14
2. Split-Tag		
Langhantel Rudern	3	10-14
Einarmiges Kurzhantel-Rudern	3	10-14
Reverse Flys	3	10-14
Schulterdrücken mit der Kurzhantel	3	10-14
Seitheben	3	10-14
French-Press	3	10-14

Trainingspläne: Muskelaufbau

Trainingsprogramm: »Ganzkörper«

Besonderheiten

✔ Geeignet für Beginner
✔ Dauer: acht Wochen
✔ Pause zwischen den Sätzen 60 bis 90 Sekunden
✔ Drei frei wählbare Trainingstage pro Woche (ein bis zwei Tage Pause nach jedem Trainingstag)
✔ Einen Aufwärmsatz mit geringem Gewicht vor jeder Übung

Übung	Sätze	Wiederholungen
Kniebeugen mit Kurzhanteln	3	12-15
Bankdrücken mit der Langhantel	3	12-15
Einarmiges Kurzhantel-Rudern	3	12-15
Schulterdrücken	3	12-15
Dips	3	12-15
Bizepscurls mit der Kurzhantel	3	12-15
Crunches	3	12-15

Trainingsprogramm: »2er-Split«

Besonderheiten

✔ Geeignet für Beginner nach Beendigung des Trainingsplans »Ganzkörper«
✔ Dauer: acht Wochen
✔ Pause zwischen den Sätzen 60 bis 90 Sekunden
✔ Drei oder vier frei wählbare Trainingstage pro Woche (ein bis zwei Tage Pause nach jedem Trainingstag)
✔ Einen Aufwärmsatz mit geringem Gewicht vor jeder Übung

Übung	Sätze	Wiederholungen
1. Split-Tag		
Kniebeugen mit der Langhantel	3	8-12
Ausfallschritte	3	8-12
Bankdrücken	3	8-12
Fliegende	3	12-15
Crunches	3	12-15
Beinheben	3	12-15
Bizepscurls mit der SZ-Stange	3	8-12
2. Split-Tag		
Langhantel Rudern	3	8-12
Einarmiges Kurzhantel-Rudern	3	8-12
Reverse Flys	3	8-12
Seitheben	3	8-12
Dips	3	8-12
French-Press	3	8-12